JN259750

ヒーリング錬金術①

『サレルノ養生訓』とヒポクラテス

医療の原点

大槻真一郎〔著〕
澤元亙〔監修〕

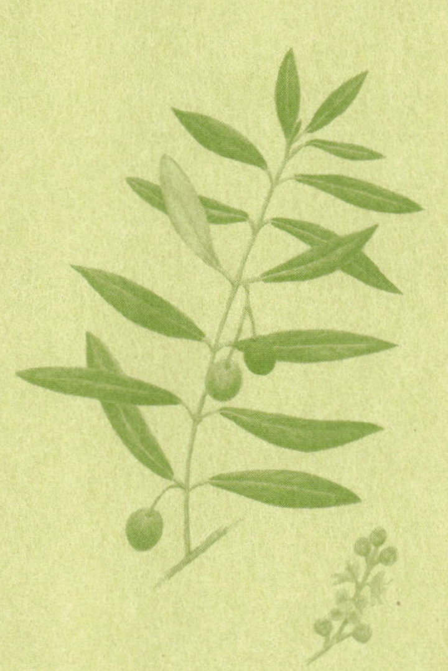

コスモス・ライブラリー

目次

第１部

『サレルノ養生訓』

解説

第1章　サレルノ

§1．古典ローマ期

古代ギリシアの豊かな知的文化の恩恵に浴したマグナ・グラエキア（「大ギリシア」、古代ギリシア人たちが植民したイタリア南部の地域）の北西部に位置するサレルノは、世界屈指の美しい港町ナポリから南へ、東寄りに35マイルほど下がったところにある。紀元前194年にローマの植民市として最初に知られ、古くから保養地として有名であった。北は美しい森におおわれた丘陵地帯が連なり、南にはティレニアの紺碧の海が望まれ、町には香り高い草木の匂いがただようという絶好の環境に恵まれ、古典期ローマの有名な詩人ホラティウスもうたっているように、かつては近くに古代ローマ有数の鉱泉があることでも、その名を広く知られていた。

§2．サレルノの美しい空気・水・場所

ヒポクラテス医学全集の中で、紀元前5世紀後半に書かれたと思われる『空気、水、場所について』の著作――これは、人間の住む環境がどのように健康や体質・性格づくりに重要なかかわりをもつかを論じた代表的な作品である。これは、ルネッサンス以降、ヨーロッパ各地で医師必読の書として広く読まれたが、医学のメッカ、サレルノが、すでに千年ほども前から、だれ言うとなく、「ヒポクラテスの町」(Civitas Hippocratica) として、その

名を全ヨーロッパに知られたのも、以上のような背景があったからにほかならない。空気・水・場所の自然環境ばかりか人の性格の面でもすぐれた健康的な町——そこに人が集まり、医師が集まり、ヨーロッパ最初の医科大学が誕生し、自ずとすばらしい養生訓も出来上がっていった経緯を、以下に簡略に述べながら、最後は、美しい韻律でうたわれた『サレルノ養生訓』の翻訳紹介をもって私は全体をしめくくりたいと思う。

§３．モンテ・カッシーノ修道院とサレルノ

聖ベネディクトゥスによって、紀元６世紀のはじめ、モンテ・カッシーノに修道院が建てられた。その後、ゲルマンの一族のロンバルド族によって侵略を受け、修道僧たちはローマへのがれたが、720年には再建された。しかし884年、再びサラセン人によって破壊された。が、それも70年後にはもう一度再建され、中世ヨーロッパを通じて最も有名な修道院として存続しつづけた。

ベネディクト修道会の１つの重要な仕事は、病人たちへの看護であった。寺院治療や多くの奇蹟的治療が行なわれ、病院や医学校のようなものも建てられたことが報告されている。９世紀には修道僧の１人ベルタリウスが、11世紀にはデシデリウス（後の法王ビクトル三世）が、それぞれ医学書を著わし、ベネディクトが行なった奇蹟的治療のことに触れている。また1022年には、膀胱結石の治療にドイツの皇帝ハインリッヒ二世がやってきた。また、北アフリカ生まれのコンスタンティヌス・アフリカヌスは、知識を求めて広くエジプト、インドまで旅したが、その後、モンテ・カッシーノにこもって多くの医学的著作をしたといわれている。アラビアやギリシアの医書の翻訳もしたらしい。彼は1087年に死んだが、のち1579年に彼の全集が出版された。

それはともあれ、モンテ・カッシーノの修道僧たちは、保養地としてのサレルノの重要性を認めていた。あまり遠く離れていないこの町の真ん中に、彼らは僧院や教会を建てることに熱心であったばかりか、僧院付属の医学校設立をも試みたといわれる。

§4. サレルノと医学

現在のサレルノ市を見下ろす丘の上に、サレルノの町があった。9～10世紀にはロンバルド族の支配下にあり、1075年にはノルマン族のロバート・グィスカードに占領され、1194年は皇帝ハインリッヒ六世による破壊を受けたが、サレルノは、何といっても聖地エルサレムへの巡礼者たちの中継点として、行く人、帰る人でにぎわっていた。自由な知的雰囲気もあるこの町の住人には、富裕な人が多く、保養に集まる患者の数も少なくなかった。すでに6～10世紀、サレルノは、医学上非常に有名になっていたからである。

この町では、かなり前から医術の教授が行なわれていたことは確かであるが、起源ははっきりしない。歴史上の文献に医学と関係して現われることとしては、すでに9世紀、学識のある医師ヨゼフスがここに住んでいたということがあり、また、サレルノの名声がすでにそのころ全ヨーロッパにひびいていたのは、944年に遠くフランスのヴェルダンの町（パリの東部）から、結石を治すためにはるばるこの地にやってきたアダルブロンという司教がいたことからもうかがい知れる。

11世紀には、ガリオポントス、ペトロケルス（あるいはペトロニウス）、ヨハネス・アフラキウス、バルトロマエウスなどの有名な医学著述家たちが現われた。こういう著書の中には、後出の『サレルノ養生訓』に書かれているような戒め、ヒポクラテスの『医師の心得』や『品位について』を思わせるいろいろな配慮、それに加えて、キリスト者の患者へのやさしい愛の心得などが語られている。さて当時、医師として最も有名な人はトゥロトゥラという女性である。産科学・衛生学その他の医学部門の著作をしたばかりか、教授もしたようである。女性は、その後も、13 〜 15 世紀のアベラ、レベッカ・グァルナ、コンスタンツェラ・カレンダなどが大いに活躍し、いろいろの医書を著した。

薬剤（薬の複合剤など）に関する詳細な著述も 12 世紀には現われた。ここにも女性が登場する。例えば、12 世紀、中世フランス文学の花として美しい光を放った作家マリ・ド・フランスの『恋する二人』の物語、つまり、ノルマンジーのある若者に恋する王姫の身内の叔母に関する記事である。サレルノに住むこの女性は、とても裕福で、また医術を学び、薬草についてとくに豊かな知識をもっていた。王姫は、その叔母をたよりに、サレルノにあるすぐれた薬を用い、姫の父君である王から恋人に課せられていた難業を、何とか切り抜けさせようとするのである。ここには、サレルノにおける女性の見識の高さが示されていると同時に、サレルノの名が、遠く異国のフランスの北のはてノルマンジーの地にも知れわたっていたことがわかる。

12 世紀には、さらに豚の解剖についての著作も現われる。この世紀の中期には、病人にたいしての食物・飲物のいわゆる食餌法に関するムサンディヌスの著作が現われる。しかしこの世紀の最も有名な著作家はアエギディウス・コルボリエンシスで、彼は、パリの近くのコンベイユで生まれ、サレルノで勉強した後、パリに帰って医療に従事した。フィリップ・アウグストゥスの侍医となり、またラテン語の詩で、『脈拍について』とか『尿について』その他、薬剤についても著作をした。

§５．サレルノの医科大学

サレルノの地の伝承の１つに、１人のユダヤ人、１人のギリシア人、１人のサラセン人、１人のラテン人の合計４人の医師たちによって医学校が設立された、というのがある。この町の東西南北にわたる中継地点としての見事な混合・和合の様子を物語るエピソードの１つである。が、医学の中核は、何といってもヒポクラテスとその伝統を受け継ぐ医学であった。

さて、医学で誇り高いサレルノに公認の大学がいつどのような形で設立されたかということになると、それははっきりしない。が、大学（ラテン語で universitas（ウニウェルシタス）、英語で university）といっても、教授数人、学生数人、ないし十数人が何とかまとまった組合的な一団（ウニウェルシタス）をなしておれば、それはもう立派なウニウェルシタスと呼ばれる時代であったから、サレルノにこのような一団が存在していたことは事実であろう。それがまた、例えば「医学修士（マギステル）」「医学博士（ドクトル）」という資格を与える公認の試験制度をもち、王侯などの権力的な裏付けがあったという点からいうなら、フリードリヒ二世のころには、サレルノは名実ともに医科大学の資格をそなえるようになっていた。

つまり、1224 年には、ホーエンシュタウフェン家の皇帝フリードリヒ二世による医師認可令の発布があった。これにより、サレルノ医科大学の教授による試験の合格が義務付けられた。試験は、まずヒポクラテス、ガレノス、アヴィケンナ、さらにアリストテレスについてである。試験に合格するとマギステルの称号をもらうが、ドクトルは主として医学の教育をする人におくられる称号であった。

医学教育としては、まず３年間の論理学の勉強が義務付けられ、それから３年間、医学の勉強に精出すが、その後、また厳格な試験を受ける。さらに卒業後の1年間は医療者のところで実習（研修）をしなければならない。

外科をやる者は、サレルノかナポリの大学で1年間、解剖の勉強をし、その後の厳しい試験に合格しなければならない。

医師には、薬局から何らかの依頼をとりつけたり、報酬を受け取ることが絶対に禁じられていた。毒物や媚薬、その他これに類するものを売ることについての厳しい禁令もあった。

以上のような修行をした者たちが立派に成長し、他の、例えばモンペリエの大学で教鞭をとるようになると、今後はそこが新しい医学の芽を吹くことになる。とくにイスラム世界との交流が盛んになった新時代には、そこの医学がどんどん流入してくることもあって、伝統的な古代ギリシア医学を祖述するサレルノよりも、新しいアラビア医学を積極的に取り入れる他の大学のほうが新興勢力として伸び、サレルノは急速に衰微していった。13世紀にはとくに知的発酵が大いに高まった世紀である。パリ大学、オクスフォード大学などが続々と名乗りをあげ、各地の学術の振興には目を見張るものがあった。学生の集団は今や花のパリへ、モンペリエと押し寄せたし、イタリアでは、サレルノに代わってナポリの大学が栄えた。

1811年に、サレルノは皇帝ナポレオンの命令により名目上からも廃校とされ、この地は下級の医学校である lycée médical が建てられた。ダランベールは、1848年にサレルノを訪ね、かつての医学の花を咲かせた医科大学の跡を全く見ることができなかったことを残念そうに伝えている。栄光の建造物の石1つも、図書館の中に写本1つも、また唯ひとり往時の記憶をとどめる医学者サントレリの家にも『サレルノ養生訓』のすぐれた印刷本1つ見当たらなかったことを、ダランベールはしみじみと述懐したのである。

第2章　『サレルノ養生訓』について

§1．養生訓の内容の要旨

『サレルノ養生訓』(Regimen（レギメン） Sanitatis（サニターティス） Salernitanum（サレルニターヌム）) は、全体としては、健康で長寿を全うしていくためにはどのような養生をすればよいか、ということが説かれている。

養生法といえば、ラテン語の diaeta（ディアエタ）、さらにギリシア語 diaita（ディアイタ）(diaita「摂生法、食餌法」) へとさかのぼる。そして、このギリシア語 dia（ディア） (通って)、itao（イタオー） (進んで行く) から由来する、いわば「生活法」のことにほかならない。すでに触れたヒポクラテス医学においては、自然の食餌法 (摂生法) が α（アルファ） にして ω（オメガ） であるほどに医術の中核をなしていることは、全集を読めば一目瞭然であろう。この場合の食餌法（ダイエット）が、痩せるための現代版ダイエットとかなり趣を異にすることは言うまでもない。

『サレルノ養生訓』にヒポクラテスの名が直接出てくるのは、この第55章に1回きりであるが、ヒポクラテス全集とその流れを汲む医学派の言葉と全く符合する健康指針上の文句が至る所に見られる。食べもの飲みものはどう摂取すればよいか、種類はどうか、季節により、体質により、健康・不健康によってそのつど変える養生の方法、運動はどう、睡眠はどうといった具合であるが、終わりのほう (第82章～第86章) には、ヒポクラテス医学派に源流をもつ有名な4体液質 (気質) が語られる。

まずこのラテン語冒頭の第1行 (序) には、全サレルノ医学校が医術の指針をイギリス国王に捧げる旨の献呈の詩句があり、詩は軽快なリズムで日常茶飯事の心得に及んでいる。まずは「腹八分目、快活な心、休息」の3つの心得があれば医者いらず、といった調子で健康の指針が与えられる。「朝は山を見、夕べには泉の水を見よ」といった指針も与えられる。一日の活動に向かう朝は高くそびえる山を、夜の休息に向かうときは静かに眼下にたたえる泉の水を見る、といった指示は、現代医学的に言うと、活動期に働く交感神経と休息期に働く副交感神経の放物曲線の上下する何の変哲もないリズムを指すが、サレルノの簡潔な詩句のほうが、現代医学的な表現よりもはるかに豊かな詩情があり、美しく快い自然との共感をわれわれに与えてくれて、しかも合理的である。このように、ほとんどすべての詩句は要を得ていて妙であるが、これらは、人間の自然性を探究したヒポクラテス医学派の趣旨を、じつに素直に自然とマッチさせて受け取ったものといえよう。

食餌（ダイエット）についても、例えばチーズの食べ方について語る場合（第３３章)、チーズがある人たちによくなかったからといって、すべての人に悪いと速断してはいけない、その人その人に応じ、健康・不健康に応じ、食べ合わせなどにも注意する、例えば、チーズだけ食べるのではなく、パンと一緒にとるといった食べ方についてまで述べているが、これは、ヒポクラテス全集の『古来の医術について』(第 20 節）や他の諸篇からその趣旨をとっているといえよう。

人生の凋落を端的に示す悩ましい頭の禿（はげ）については、タマネギをすりつぶして禿の部分にぬりつけるとよい（しかし、さぞ臭かったであろう）という細かいけなげな処置（第６１章）に至るまで、ヒポクラテス全集と照合する（『婦人病』第２巻第 189 節）のを見るにつけ、こういう符合のあまりに多いこと（『サレルノ養生訓』の注釈参照）に驚くのである。

ところで、全体をとおして見られる『サレルノ養生訓』の自然性とか適度・適性ということは、非常に合理的な考え方を示していることをここで注目しておきたい。当時（11 世紀)、やはり有名な医術の詩に『石について』(De lapidibus) というマルボドゥスの書いた732行の著作があるが、これはかなり呪術的で宗教的な内容の詩である。当時キリスト教社会なのだからうなずけることであるが、それだけに、こういう環境のなかでの『サレルノ養生訓』の合理的な知性のひらめきが一層のこと光って見えるわけで、ヒポクラテス医学の影響のほどがよくわかる。

養生訓の詩句に、冬はできるだけ多く食べ、飲みものは控え目にするのがよい、春は瀉血（血をとること、放血）するのがよい、胆汁質や粘液質の人の体質に応じて食餌の適・不適がある、といったものが多い。これらは、ヒポクラテス全集の中では『健康時の摂生法について』、『人間の自然性について』などに基づいたものである（『サレルノ養生訓』の該当箇所の注釈参照）。

§２．「医学の華」のラテン詩型

ところで中世の「サレルノ医学の華」(Flos medicinae Salerni)（フロース メディキーナエ サレルニー）とうたわれた400行足らずの『サレルノ養生訓』のラテン語詩は、だいたいが古代ギリシアを代表するホメロスや古代ローマを代表するウェルギリウスの叙事詩と同様、長短短（長短短の３つの音節から成る「指」、つまり「ダクテュロス」の調子。長短短（—∪∪）は長長（— —）と同じ長さ）のヘクサメータ（６脚韻）形式をとっている。

古代叙事詩とちがう点は、この中世ラテン詩の場合は、レオ詩体（ラテン語でLeoninus versus、英語はleonine verse）をとっていることである。これは、12世紀を中心にかなり流行した詩法で、各１行の詩の中間と末尾を押韻することによって、単調で叙事詩的なリズムに節目を付け、リズミカルな調子を出すものである。例えば、養生訓の序の最後の詩句でみてみると、Haec tria, mens laeta, requies, moderata diaeta のように、脚は６個であるが、中間部分の laeta の -aeta と末尾の diaeta の -aeta の二重線の部分が韻を踏んで調子をとっている。

レオ詩体の起源については、一般に12世紀のフランスの修道士 Leoninus（レオニヌス）がはじめて作ったとされているが、研究家によっては、やはり中世期と同じころ（11～12世紀）作られたと考えられるテオバルドゥスの『動物詩』(Physiologus) の第1章「ライオンについて」(De Leone) の冒頭の詩句 Tres leo naturas, et tres habet inde figuras の二重下線部に、この詩法が用いられていることから、「レオ詩体」(レオはラテン語で、ライオンの意) という名はここに由来すると説く向きがある。ちなみに、さきにあげた11世紀のマルボドゥス作の『石について』の叙述は、単なるヘクサメータ調で、レオ詩体はとられていない。

§3．『サレルノ養生訓』の成立とその後の経緯

この詩は、11世紀の終わりには書かれていた、とする意見がある。12世紀中期のアエギディウス・コルボリエンシスによって、この詩が引用され言及されているからである。ズートホフによると、しかし、皇帝フリードリヒ二世（1198～1250）もコルベイユのギレスも『サレルノ養生訓』のことを知らなかったようである。つまり、これは13世紀の半ばごろまでは、一般には知られていなかったようである。

以下に翻訳する『サレルノ養生訓』は、全部が363行のラテン詩である。養生訓の行数は、あるものは391行、あるものは400行以上、いや、これは、各地方、各時代によって次々に書き加えられていった。例えば1850年のドゥ・ランジのころは3520行にまでふくれあがっていたという。それぞれの版が当時のベストセラーにつぐベストセラーと呼ぶ盛況であった。例えば、1480～

1500年には20版を重ね、ボードリ・ドゥ・バルザックによると、1846年までに240版が印刷された。さらに写本類としてヨーロッパ各地に所蔵されているものを数えても、その数は優に100以上に及んでいる。また各国語による多くの翻訳も行なわれた。

ここでは、他の写本類よりもほぼ原型に近いと思われるアルノルドゥスのもの（363行）をテキストに用いて翻訳した。

アルノルドゥス（Arnordus de Villa Nova 英語読みはArnold アーノルド）は、13～14世紀（1235?～1313年）に活躍した当代随一の有名な医者である。彼は、3人の法王の侍医を勤め、アラゴン王とシシリー王の相談役であり、当時の知恵ある錬金術師ライムンドゥス・ルルスの友人で、ルルスにワインからブランディを作る方法を教えたという。彼はまた、ヘブライ語・アラビア語・ギリシア語・ラテン語をよくし、『サレルノ養生訓』に注釈をしたことでも知られている。

§4．イギリス国王への献呈詩

さて、われわれの『サレルノ養生訓』のテキストは、さきにも少し触れたように、イギリス国王への献呈の形で始まっている。しかし実際には、この国王とは、例のノルマンジー公ロバートのことであろうといわれている。彼は、あの有名なノルマン族の征服王といわれたイギリス国王ウィリアムの長男であったが、粗暴の振舞いがあり、1079年の戦いでは父王を傷つけ、父は許したが、1087年、父王の死去のさいは、ロバートの弟がイギリス国王となり、兄のロバート自身はイギリス国王にはなれず、ノルマンジー公となった。しかし1096年、彼は、十字軍で出征することを決意し、その資金調達のため、弟のウィリアムに自分の公国を1万マルクで引き渡したのである。

ロバートは、聖地エルサレムに行く途中、サレルノで冬を過ごした。翌4月に船で出征する前には、モンテ・カッシーノ修道院を訪ねて祝福を受けた。彼がサレルノに帰還したのは1099年、ここでコンヴェルサール伯の娘シビラと恋愛、結婚したといわれている。サレルノに帰ったのは、戦いで受けた傷をここの名医の手で治すためといわれ、美しいエピソードとして語り伝えられている。イギリス国王になるはずのこのロバートとサレルノの密接な結び付きのため、この冒頭の献詩の文句が付け加えられたことは確実であろう。が、サレルノの詩が最初からイギリス国王に捧げられたものであるかどうかは疑問である。確かに、多くの文献には、Robertus rex Anglorum（イギリス国王ロベルトゥス）と書かれているが、ズートホフによると、Anglorum regi（イギリス国王に）は印刷本には出ているが、80ほどの写本にはFrancorum regi（フランス国王に）となっており、ノルマンジーがフランスにあることからロバートをフランス国王にしたてたものか、それとも全くの別の王に捧げたものであったかは判然としない。

翻訳

『サレルノ養生訓』

各章タイトル

『サレルノ養生訓』[1]

本文

序[2]

サレルノ医学校は、あげてイギリス国王[3]につぎの養生訓を書き記す[4]：

あなたが、病気の苦しみを受けることなく、健全でありたいと願うならば、

重苦しい煩いを避け、怒りを忌まわしいものと考え、

飲酒を節し、食事は少な目に、

食後は起き上がるようにし、昼寝は避け、

また小便やガスが出るのをがまんしてはならない。

以上のことを注意してよく守るならば、あなたは長寿を全うするだろう。

あなたに医師がいないとすれば、

つぎの３つのもの、つまり、快活な心、休息、適度の食餌があなたの医師となるであろう。

第１章　朝のリズム

朝起きたときは、冷たい水で手と眼を洗え。

適度に[5]、あちらこちらに歩きまわり、手足を伸ばすようにせよ。

髪をすき、歯を磨け。

そうすれば、頭はすっきりし、残りの部位も引き締まってこよう。

温浴せよ。食後は立つか歩くかせよ。しかし体は冷やさぬように。

（水の湧く泉、水の鏡、草の緑、これらのものは眼を元気づけてくれる。

朝には山を見、夕べには泉の水を見よ。）[6]

第2章　昼寝について

昼寝[7]は、短く、または全然しないのがよい。
熱っぽいこと、気だるいこと、頭痛、カタル、
これらの病気は、昼寝が原因であなたにふりかかってくるのだから。

第3章　腹にたまった体内風気[8]

腹にガス（風気）がたまると、そのために4つの病気がおそってくる。
痙攣、水腫、疝痛、眩暈の4つである。

第4章　夜の食事

夜に大食すると、胃にはこの上ない苦痛がおそってくる。
小食であるなら、夜の眠りも軽快であろう。

第5章　食事前の状態について

食事をとるのは、前にとった
食べものが空になり、胃がきれいになった[9]ことを知ってからにせよ。
食欲がおこれば、確実にそれとわかるものがある。
つまり、そのしるしは、口の中の唾液[10]が薄くなることである。

第6章　黒胆汁食物

モモ、リンゴ、ナシ、ミルク、チーズ、燻製豚肉、
鹿、兎、山羊、牛の肉
これらは、黒胆汁[11]を増加させるので、病人たちには害となる。

第７章　栄養のあるもの

生みたての卵、赤ワイン、濃いスープ
精度の高い小麦粉、これらのものは自然にかなった栄養物となろう。

第８章　太る食べもの

小麦粉、ミルク、軟らかいチーズは、栄養に富み体を太らせる。
さらに、豚の睾丸、肉、脳味噌、髄、
甘口のワイン、美味な食餌も、
それから、生卵、熟したイチジク、もぎたてのブドウも。

第９章　ワインについて

ワインの良さは、芳香、風味、透明度、色によって決まる。
良いワインをお望みならば、次の５つが品質上大切である。つまり、
強度、美観、芳香、冷え具合、新鮮さである。
甘い白ワインは一段と滋養に富んでいる。
赤ワインは、時に飲みすぎると、
便秘になったり、澄んだ声が濁ってくる。

第１０章　解毒

ニンニク、クルミ、ヘンルーダ、ナシ、ダイコン、テリアカ[12]、
これらのものは、致命的な毒に対する解毒剤である。

第１１章　清らかな空気

あなたが住みなれているあたりの空気は、清くて、明るく澄んでおり、
汚染されておらず、どぶ臭い匂いがあってはならない[13]。

第１２章　ワインについて

あなたが夜にワインをたくさん飲んで調子が悪いとき、
翌朝は迎え酒[14]をすると体に良い。
ワインは良質のものであればそれだけ体液も良くなる。
ワインが黒ずんだものであれば、あなたの体液は鈍重になる。
ワインは、明るく澄み、年代もので滑らかで熟しているものが良い。
水がうまく混和し、ぴりっとしたところがあり、ほどよく[15]たしなむのが良い。

第１３章　ビールについて

ビールは、酸っぱくてはいけない、明るく澄んでいる必要がある。
良質の穀物から醸造され、熟成したものでなければならない。
こういうものを飲むと、胃はそれによってもたれることはない。

第１４章　季節と食餌

春は食を節するべきであろう。
酷暑の夏に食べ過ぎるのは有害である。
秋の果物は、食べ過ぎぬように用心せよ。憂愁の気にのめりこまぬように。
冬は思う存分たくさん食べてよい[16]。

第１５章　酔いと淫欲に対して

サルビア[17]をヘンルーダと併用すると、酔いが鎮まる。
バラ[18]の花を付け加えると、淫欲が比較的おさまってくる。

第１６章　船酔い

次のようにすれば、誰も船酔いに悩まされることはあり得ないであろう。

前もって海水をワインに混ぜて飲んでおくとよい[19]。

第１７章　ソース作り

サルビア、塩、ワイン、コショウ、ニンニク、オランダゼリ、
これらをうまく混ぜ合わせると、おいしいソース[20]ができあがる。

第１８章　手を洗うこと

健康でありたいと思うなら、手をよく洗うこと。
食後に手を洗うと、ふたつの良いことがある。
手が清潔であること、視力がすっきりすること。

第１９章　パンについて

パンは、焼きたての熱いものや古くなったものはよくない。
発酵して目が粗く、よく焼けており、
ほどよく塩気があり、良質の穀物で作られたものがよい。
パンの皮は食べないほうがよい。体内の胆汁が焦げつくからである[21]。
パンは、少し塩気があり、発酵し、よく焼け、精選されたものであれば、
健康に良い。が、そうでないと、これはあなたにとって不健康である。

第２０章　豚肉

ワインがないと、豚の焼肉は子羊の肉に劣る。
ワインを注ぐなら、豚肉[22]は良い食べものとなり体には薬となる。

第２１章　豚の腸詰

豚の腸詰は良いが、他の動物のものは良くない。

第２２章　ブドウのしぼり汁

ブドウのしぼり汁 [23] は、尿の出を悪くするが、直ちに腹をゆるめる。

しかしそれは、肝臓と脾臓を詰まらせ、結石を作る。

第２３章　食事中に水を飲むこと

水を食事中にたくさん飲むことは有害である。

腹が冷え、どうしても不消化になるからである。

第２４章　子牛の肉

子牛の肉は栄養に富んでいる。

第２５章　食用の鳥

食用に適した鳥は、メンドリ、去勢オンドリ、キジバト、ムクドリ、ハト、

ウズラ、ツグミ、キジ、ライチョウ、

シャコ、シギ、チドリ、ヒワ、ヒバリ [24]。

第２６章　魚

軟らかい魚の場合は、大き目のものを、

硬い種類なら、小さ目のものを選ぶとよい。

エゾックス、スズキ、サケ、マス、コイ、

タラ、ハゼ、ヒラメ、ニゴイ [25]。

第２７章　ウナギ

ウナギ[26]を食べると、声が悪くなる。
これは、医術を心得ている人たちの認めるところである。
チーズとウナギは食べ過ぎると良くないが、
その際、繰り返しよくワインを飲むならその限りではない。

第２８章　卵

卵は、生みたての軟らかいものを食べるとよい。

第２９章　エンドウについて

エンドウの功罪をよく考えてみると、
莢をとって食べると、じつに良いものだが、
莢のまま食べると、腹が張って良くない[27]。

第３０章　乳について

医師たち[28]のみるところでは、ラクダの乳[29]と山羊の乳は体に良い。
さらにロバの乳は以上のすべてよりも栄養になる。
が、牛の乳はもっと栄養になり、羊の乳はさらに栄養となる。
しかし、頭が熱っぽく頭痛のあるときは、体に良くない。

第３１章　バター

熱がないとき、バターは、痛みを和らげ体を湿らせ腹をゆるめる。

第３２章　乳清

乳清は肉の中に切り込んで洗い、さらに深く突き貫いて清浄にする。

第３３章　チーズについて

チーズだけでは、体を冷やし秘結させ厚く堅くするが、
チーズがパンと一緒にであれば、健康な人にとっては良い食べものである。
健康でないときは、パンにチーズはとり合わせないように。
無知な医者たちは、チーズは有害であると私に言明する。
しかし彼らは、チーズを害とするのはどういう理由からかを知らない。
チーズは、力弱くなった胃に活力を付加するものである。
だから食事の後に食べるのがよいことは、
医術をよく知っている人たちの認めるところである(30)。

第３４章　食事と飲酒

食事中に飲むなら、回数多く少しずつ飲むのがよい。
病気にならないためには、食間の飲酒は良くない。
病苦を避けたいなら、飲むのは食事のはじめが良い。
卵を食べるときは、１つ食べるごとに飲むとよい。

第３５章　クルミ

魚のあとにはクルミ、肉のあとにはチーズが合う。
クルミは１つなら有益であるが、２つ目は有害、しかし３つ目は致死(３１)。

第３６章　ナシについて

ナシは酒と一緒がよい。クルミはナシの毒に対しては良薬となる。
ナシの木は果実をつけるが、その果実はワインと一緒でないと毒になる。
果実が毒であるなら、ナシの木は呪われてあれ(３２)。

しかし煮るなら解毒剤となる。生(なま)のものが毒となるのである。
生のものを食べると胃が重くなるが、煮ると重い胃も軽くなる。
ナシを食べたあとは酒を与えよ。リンゴを食べたあとは酒の糟を食べよ。

第３７章　サクランボ

サクランボを食べると、あなたにはいろいろのすばらしい贈り物がある。
これは胃を浄化し、その種(たね)はあなたの結石をとり、
その果肉でよい血ができるであろう。

第３８章　スモモ

スモモは、冷やし、腹をゆるめることで、あなたにとても役立つ。

第３９章　モモ

モモは、ブドウのしぼり汁と一緒であるのが、あなたへの正しい与え方である。

第４０章　ブドウの種(たね)

ブドウは、中の種も一緒に食べるのが正しい摂り方である[33]。

第４１章　干しブドウ

干しブドウは、脾臓に対しては良くないが、咳とか腎臓には良い作用をする。

第４２章　イチジクについて

瘰癧、腫瘍、腺腫は、イチジクのパップ[34]を用いると退いていく。

ケシをそれに加えると、折れた骨を外から固めてくれる。
性欲やしらみ症は刺激されるが、うまく克服できる。

第４３章　セイヨウカリンの実

セイヨウカリンの実には、強い利尿作用があるが、下痢は止める。
堅い実も良いが、軟らかい実のほうがさらに良い。

第４４章　ブドウのしぼり汁

ブドウのしぼり汁（３５）には、利尿作用があるが、腹が張り、急な下痢を引きおこす。

第４５章　ビールについて（３６）

ビールは、栄養となって、体液が濃厚になり力が増し、
肉が付き造血作用が高まり、
利尿作用が盛んに、腹もゆるみ、ガスもよく出る。

第４６章　酢について

酢は、ほどよく冷やす作用がある（３７）が、しかし乾かす作用のほうが強い。
それは、確かに冷やし、力を和らげ、黒胆汁（３８）を増やし、精子を減少させる。
それは、乾いた神経を傷つけ、太った体は乾かす。

第４７章　カブラについて

カブラ（３９）は胃に良いが、ガスがよく出るようになる。
利尿作用があるが、また歯を駄目にする作用もある。
よく煮ないで与えると、それによって疝痛が起こってくる。

第４８章　動物の臓器

動物の心臓を食べるとき、それは、消化に時間がかかるし、消化不良でもある。

動物の胃も同様であるが、末端部のものになると、消化はかなり良くなる。

舌は、医術上からも良質の栄養物である。

肺臓は消化しやすく、いとも速やかに滑るように下りていく。

脳味噌はどれも、メンドリの肉よりずっと消化に良い。

第４９章　ウイキョウについて

ウイキョウの種子には駆風の作用がある。

（ウイキョウには４つの効能がる。熱病と毒を追い出し、
胃を浄化し、また視力を回復させる。）[40]

第５０章　アニス

アニス[41]は、視力をよくし胃を強くする。

より良いアニスは、甘味（あまみ）に富んでいる。

第５１章　骨灰

血が流れ出たとき、骨灰[42]を用いるなら速やかに血は止まる。

第５２章　塩について

薬味の塩壺は食卓に欠かすことができない。

塩[43]は、毒を退け、味気のないものまで風味あるものとする。

確かに塩味のない食物はまずい。

しかし、塩気が強過ぎると、視力は駄目になり、精液は減少し、
疥癬ができたり、体がかゆくなったり、悪寒戦慄が襲ったりする。

第５３章　味について

次の３つのものには体を熱くする作用がある：塩味・苦味・辛味のもの。
酸味のものには冷やす作用がある。渋味と強い味のものも同様である。
油っこい味、うす味、甘味、これらのものは温和にする作用がある。[44]

第５４章　ワインスープ

パンとワインで作ったスープ[45]には４つの作用がある。歯をきれいにし、
視力を鋭くし、足らざるを補い、足れるものを削除し、ほどよくバランスのとれたものにする。

第５５章　食餌法について

すべての人々に慣例の食餌法を守ることを私は命ずる。
食餌法を変更する必要がなければ、いつもの食餌をとるのが良い。
ヒポクラテス[46]がその証人である。つまり、食餌法を守らないと困った病気になるということの。
医術のより強力な最終目標とは、確実な食餌法である。
それを守らないと、あなたは愚かな間違ったやり方をしているということになる。
どんな性質のものを、何を、何時、どれだけの量を、何回、何処で与えるべきか、
医師は、それらの食餌法にかなう食物を注意深く摂らせる必要がある。

第５６章　キャベツ

キャベツの汁は腹をゆるめるが、キャベツそのものは秘結させる。

が、両者を合わせ用いると、便通は良くなる。[47]

第５７章　ウスベニアオイ

ウスベニアオイ[48]は腹をゆるめる作用がある、と古代の人たちは言った。
その根は、削って用いると、排泄物の出をよくする。
それは、子宮の機能を促進し、月経血がよく出るようにする。

第５８章　ハッカ

ハッカ[49]が胃腸の有害な寄生虫を追い出すことに
遅々としているとするなら、そのハッカは偽りのものである。

第５９章　サルビアについて

サルビア[50]が庭に生えているのに、なにゆえ人は死ぬのであろうか。
いや、それは、死の力に対して抗しきれる薬はどこにもないからである。
サルビアは、神経を強くし、手の震えを無くし、
急性の激しい熱も、サルビアの力には抗しきれず退散する。
サルビア、カストレウム[51]、ラベンダー[52]、春のプリムラ[53]、
オランダガラシ[54]、ヨモギギク[55]、それらは四肢の麻痺を治す。
サルビア、それこそ病気からの救済者であり、自然界の調停者である。

第６０章　ヘンルーダについて

ヘンルーダ[56]は卓越している、視力を鋭くしてくれるからである。
ヘンルーダの助けで、あなたは確かに物をはっきりと見ることができよう。

ヘンルーダは、男の性欲は抑えるが、女のほうは増大させる作用があある。
ヘンルーダはしかし純潔を守らせる。それは叡智の光りを与え、抜け目なさを植えつける。
ヘンルーダは、煮て用いると、ノミの害から住居を守ってくれる。

第６１章　タマネギについて

タマネギについては、医師たちの間で評価に一致をみていないように思われる。
ガレノス[57]は、これが胆汁質の人々には良くないと言っている。
しかし、粘液質の人々にはじつに健康増進に役立つ、と彼は教えている。
またとくに胃に対して良いし、皮膚の色を美しくすると教えている。
頭の禿げた場所にタマネギを細かく砕いたものを
何回もよく擦り込めば、頭の飾りとなる髪を再び生やすことができよう[58]。

第６２章　カラシ

カラシ[59]は、ぴりっと辛くて熱っぽく乾かす作用がある小さい粒状のもの。
流涙、脳の浄化、解毒の作用がある。

第６３章　紫色のスミレ

酒酔い、頭痛、頭重は、それによって追い払われる。
紫色のスミレ[60]は、卒中を治すともいわれる。

第６４章　イラクサについて

イラクサ[61]は、病人たちに眠りを与え、また不快な吐き気を取り去る。
それは、慢性の咳を鎮め、疝痛も癒してくれる。
肺の冷気、腹の中の潰瘍を追い出し[62]、
関節の病気をすべて治してくれる。

第６５章　ヒソップ

ヒソップは、胸部から有害な粘液を引き出す浄化の薬草である[63]。
ハチミツと一緒に煮たものは、肺の働きをよくする。
人々は、ヒソップが顔の血色を非常によくすると言っている。

第６６章　シャク

これは[64]、ハチミツと一緒にしてすりつぶし、座薬として与えると癌腫を癒し、
ワインと一緒に飲むと、痛みをなくしてくれよう。
吐き気や下痢を止めることもよくある。

第６７章　オオグルマ

野に咲くオオグルマ[65]は、横隔膜を健全にし、
ヘンルーダと一緒に汁にして服用されるなら、
あのヘルニアに対し、これほどによく効くものはない、と人々は請け合っている。

第６８章　メグサハッカ

これは[66]、ワインと一緒にして飲むと、余分な黒い胆汁を追い出し、
このように服用することにより、長年の痛風をも治す、と人々は言っている。

第69章　オランダガラシ

オランダガラシ[67]の汁は、瑞々しい髪を保持し、
塗って貼布すると歯の痛みを癒してくれる。
またハチミツと一緒に塗りつけた汁は、フケ症を治してくれる。

第70章　クサノオウ

ツバメの母親は、これを[68]与えることによって、目の見えない雛に、
光りがどれだけ失われていても、それを取り戻してやるのだ、とプリニウス[69]は書いている。

第71章　ヤナギについて

その汁[70]は、耳の中に注入すると、虫を殺し、
樹皮は、酢の中で煮ると、イボを溶かし、
果実の汁および花には、避妊の作用がある。

第72章　サフラン

サフラン[71]は、心を楽しませて体力を養う、といわれる。
それは、肝臓を若返らせることにより、力の抜けた体を力づける。

第73章　ニラネギ

ニラネギ[72]は、それをよく食べると、娘たちがよく孕むようになる。
またこの植物によって、あなたは出血を止めることもできよう。

第74章　コショウについて

黒コショウ[73]は、食物を速やかに分解させる。
これは、粘液を除去し、消化を促進する。

白コショウは、胃に有益で、咳や苦痛を止めるのによく、
熱の昂進と悪寒戦慄を防げる。

第７５章　耳鳴り

食後すぐに眠ることや激しく動くことは、
えてしてよく聴覚を重苦しくするものである。酩酊も同様である。
恐怖、長い断食、嘔吐、衝撃、転倒、
酩酊、寒冷、これらは耳鳴りの原因となる。

第７６章　眼に有益なもの、有害なもの

入浴、愛欲、ワイン、コショウ、ニンニク、風、煙、
ニラネギ、タマネギ、レンズ豆、豆、カラシ、泣くこと、
日光、性交、火、労働、打撃、辛さ、塵灰、
それらのものは、眼に害がある。しかし夜っぴいて目覚めていることは、さらに悪い。
ウイキョウ、クマツヅラ(74)、バラ、クサノオウ、ヘンルーダ、
これらの液汁で水溶液を作り、それを用いるならば、眼はよく見えるようになる。

第７７章　歯痛に対して

歯は次のようにして痛みから守るのがよい。まずニラネギの類の種子を集めよ。
乳香も加えて、それをヒヨス(75)と一緒に焼け。
そして漏斗状の器具を使って歯から離れた煙を集めよ。

第７８章　しわがれ声

クルミ、油、ウナギ、飲酒、頭を寒気にさらすこと、
それに生(なま)の果実、これらのものには声をしわがらせる作用(76)が

ある。

第７９章　カタル

食を断つ、夜更かしする、温かい食餌をとる、たっぷり働く、そういうようにせよ。

暖かい空気を吸い、適度に飲み、息は深く吸い込むこと。

あなたがレウマ（粘液流下物[77]）性の疾患を撃退しようとするなら、以上のことをよく守れ。

もしこれが胸に向かって流れるなら、レウマはカタルと呼ばれるようになる。

口峡部に向かえば気管支カタル、鼻に向かえば鼻カタルである。

第８０章　痔瘻[78]に対して

雄黄、硫黄を混ぜることを忘れないように。

これらに石灰を加えるがよい。さらに石鹸に混ぜ合わせよ。

これら４つのものを混ぜよ。４つを混ぜ合わせて、

４回これらの混合物を患部によく施せば、痔瘻は治る。

第８１章　骨、歯、血管の数

人間は、219 個の骨から成り立っている。

さらに 20 と 12 の歯、

365 の血管から[79]。

第８２章　４体液

人間の体は４つの体液[80]から成り立っている。

血液と胆汁と粘液と黒胆汁。

土は黒胆汁、水は粘液、そして空気は血液、胆汁は火である[81]。

第８３章　多血質の人たち（８２）

そういう人たちは、生来、太っていて冗談好きである。
いつでもたくさんの噂を聞きたがる。
愛欲のヴィーナスや酒神バッカスが彼らの心を惹きつける。宴席や笑いも。
そしてこうしたものが、彼らの心を晴れやかにし、甘い言葉を語らせる。
彼らは、いろんな仕事に対して融通性がある、いや、むしろ適応性がある。
どんなわけからにせよ、彼らは容易に怒りに駆られることはない。
気前よく、愛情深く、快活で、よく笑い、血色がよい。
また歌好きで、肉づきよく、なかなか大胆で、また恵み深い。

第８４章　胆汁質の人たち

激しい野心家たちに適した体液は、胆汁である。
この種の人は、すべての人々から抜きん出ようと欲する。
この人たちの学習能力は、機敏で、彼らはまた、よく食べ成長もはやい。
だから気宇壮大であり、最高のものを目指す。
つまり、剛毅で策略をめぐらし、怒気激しく、強大、大胆、老獪である。
体は、乾燥して太くなく、かたく引き締まり、黄色である。

第８５章　粘液質の人たち

粘液は、そう大（たい）した力を授けることなく、体格は短大となる。
粘液は脂肪を作り、血液はどろっとなり、あまり力がなくなる。
こういう人たちは、閑暇を学習にゆだねることなく、体を眠りにゆだねる。
その感覚は鈍く、動くは遅く、怠惰で、よく眠る。
粘液質の人は、眠たがりやで、のらくらで、唾（つばき）が多い。
この性質の人は、感覚が鈍く、脂肪質で、顔色が白い。

第８６章　憂鬱質の人たち

残る１つは、憂鬱をもたらす黒胆汁。
これは、人々をひねくれさせたり、陰鬱にしたり、無口にしたりする。
これらの人たちは、いつまでも目覚めて探究し、精神はなかなか眠りにつこうとしない。
彼らは、課題に忠実で、自分には何も決して最終安全なものはない、と考えている。
彼らは、嫉妬深く、憂鬱性で、欲望に駆られやすく、固執しやすい。
欺瞞性がないかと思うと決してそうではなく、臆病な側面があり、色は浅黒い。

第８７章　体液と皮膚の色

各人の皮膚の色は体液による。
すべて、粘液からは白い色が生ずる。
血液からは鮮赤の色が、赤い胆汁からは茶褐色が生じてくる。
（黒胆汁は濁った色を体に与える。
黒胆汁がもつものは、総じて暗いものである。）

第８８章　血液過剰[８３]

血液が過剰になると、顔が赤らみ、眼が充血して突き出してくる。
頬はふくらみ、体はずっしりと重くなる。
脈拍が頻繁になり、ふっくらと充満した感じになる。

異常な痛みがとくに額におこり、腹部が硬結してくる。
舌が乾燥し、口は渇き、睡眠中に赤い血の夢を見る。
唾液は甘味をおび、ぴりっとした辛いものも甘く感ずるようになる。

第８９章　瀉血の効用[84]（１）

17 歳になると、やっと瀉血適齢の時期になる。
この年に達しないと、瀉血によって精気が比較的多く出て行くからである。
精気は、ワインを飲むことで間もなく増え、
体液の欠乏は、食物によってゆっくり回復される。
瀉血は、眼をはっきり見えるようにし、知能や頭脳をすっきりさせ、髄を温める。
それは、腹を浄化し、胃腸を抑制し、
感覚、声、四肢の力は、それによって増強される。

第９０章　瀉血の時期

いわく付きの３つの日が、あの５月、９月、４月の月に含まれている。
その日とは、月の日、いわば水蛇[85]の日である。
５月は最初の日（５月１日)、９月と４月は最後の日（９月３０日、４月３０日）である。
その日には、血をとることもガチョウの肉[86]を食べることもしてはならない。
高年と若年の場合は、血液に満ちるとき、
血管に切れ目を入れることは、どの月であってもよい。
しかし、５月と９月と４月の３か月間は、
長生きするためには、血を出すのがよい。

第９１章　瀉血禁忌

冷え性、冷たい部位、激痛、
入浴後、性交後、少年期、老年期、
長患い、酩酊、飽食、
虚弱、神経過敏な胃、
以上のような場合の瀉血は、あなたにとって禁忌である。

第９２章　瀉血に当たっての心得

瀉血しようと思うなら、あなたは何をしなくてはならないか。
瀉血する前、瀉血中、瀉血後の各場合のことである。
塗油、飲酒、入浴、包帯、運動、
それらの個々にわたり、あなたは心して事に当たる必要がある。

第９３章　瀉血の効用（２）

瀉血は、憂いに沈む心をなごませ、怒る者の心を鎮めて晴れやかにし、
愛する者たちが愛欲に狂ってしまわないようにする。

第９４章　瀉血用の傷口

瀉血用の傷口は、適度に大きく開ける。血管内の煙霧が急に出て行くように、
血もよりたくさん自由に出て行くように。

第９５章　瀉血上の注意（１）

瀉血したら、６時間は起きているように。
感じやすい体の中に眠りの煙霧が入り込むことのないように。
神経を傷つけることのないよう、あなたの傷口が深くならないように。

血を出したら、すぐに急いで食餌にむさぼりつくことのないように。

第９６章　瀉血上の注意（２）

ミルクの類は、すべて避けるのが好ましい。

瀉血した人は、飲酒を避けなくてはならない。

冷えないように。寒さは瀉血者にとっては敵なのだから。

瀉血者にとって、曇った空気は禁物。

瀉血者の精神は、天空の光りによって高揚するのである。

第９７章　瀉血上の注意（３）

急性、いや、かなり急性の病気のときは、すぐそのはじめに瀉血するように。

中年の場合には、瀉血量は多くする。

しかし少年とか老年は、いずれの場合も血をとるのを少量にする。

春は、ほかの季節の場合の２倍にせよ。

第９８章　季節と瀉血と体の部位

春と夏は右側から、秋と冬は左側から瀉血せよ(87)。

体の４つの部分、つまり頭(88)・心・足・肝から悪い血を除くときは、

心は春に、肝は夏に、残りのものはそれぞれの季節に施すこと(89)。

第９９章　安全静脈の瀉血

安全静脈(90)に瀉血を施すと、細々（こまごま）したじつに多くの効果が得られる。

肝・脾・胸・横隔膜・声は清浄になり、

心の臓器からは不自然な苦痛が取り除けられる。

第１００章　頭痛

頭の痛みが飲酒によるものなら、清水を飲むとよい。
急性の熱は過度の飲酒からくるものである。
頭頂と額が熱さで痛むなら、
こめかみと額を同時に過度に、しかししばしば摩擦するとよい、
イヌホオズキ(91)のかなり熱い煮出し汁でそれらを洗うようにしながら。

第１０１章　四季と摂生法

夏の絶食は体を乾燥させる。
嘔吐は、どの月にも有益である。それはまた、悪い体液を浄化し、
胃の内部すべての壁面を洗う。
一年にそれぞれ支配的な力をもつものは、春、秋、冬、そして夏。
春の大気は暖かく湿り気をおび、
この時期が瀉血にいちばん適している(92)が、
性交は、節度をたもつのがよい。
運動、腸の弛緩、発汗、入浴、
そういうとき、薬を用いて浄化するとよい。
夏は暑く乾燥している。そしてこの時期には、とりわけ赤い胆汁が充満することを知るべきである。
水分の多い冷たい料理を与え、性交は避けること。
入浴は有効ではなく、瀉血はできるだけ控えること。
休息は有益で、飲酒はほどほどがよい。

注釈

（1）『サレルノ養生訓』については、私の手元にある若干のコピーと印刷本と多くの参考文献がある。が、今回の説明とテキスト紹介は、だいたいは “The School of Salernum, Regimen Sanitatis Salernitanum, the English Version by Sir John Harington, History of the School of Salernum by Francis R. Packard, M. D. And a note on the Prehistory of the Regimen Sanitatis by Fielding H. Garrison, M. D. London, Humphrey Milford, Oxford University Press, MCMXXII” に拠った。この中に収められている1607年に出版された無名の医師の英語版タイトルは、“The Englishmans Doctor, or the School of Salerne, or Physicall Observations for the Perfect Pre-serving of the Body of Man in Continuall Health” であり、他の多くの国語に翻訳されたものも、この英語版と同じ意味のタイトルをつけている。そしてここの『サレルノ養生訓』(テキスト）は、363行から成っており、ほぼ原型に近く、13世紀のアルノルドゥス（英語：Arnold of Villa Nova）が注釈したテキストとほぼ同じものである。しかしこの当時、もっと少ない行数の写本もあれば多い写本もあって、まちまちだったようである。いずれにしても、当の養生訓の原作者の名は不明のまま、一般には、サレルノ医学者の校長と考えられたあるヨハネスという人に帰せられている。が、とにかく、養生訓そのものは、医学者とか聖職者向けに書かれたものではなく、比較的インテリの平俗者向けに書かれた養生法の家庭版である。それだけに、より大きな普及率をもつことになったのであろう。

（2）以下、ここのタイトルのつけ方は、私自身のかなり任意的なものが入っている。

（3）イギリス国王のことは、さきの第2章「『サレルノ養生訓』について」の §4「イギリス国王への献呈詩」の項目を参照。

（4）テキストはScripsit（scribo「書く」の完了形）になっているが、ここはオードロノークス（Regimen Sanitatis Salernianum, Code of health of the School of Salernum, Translated into English verse with an introduction, notes and appendix : by John Ordronaux, LL, B., M. D. Philadelphia, 1870）の読み scribit（「書く」。3人称単数現在）をとる。

（5）直接に modicum（適度に、控え目に）という言葉やそれに似た表現が、この詩篇の中によく見られる。「人間の限度を超えないように、節度をもって」という考え方は、古代ギリシア思想の中核をなすもので、ギリシアの七賢人とか、ソクラテス、プラトン、それに当のヒポクラテスなどに浸透している。その際、この教えを授けるアポロンの神の名を忘れるわけにはいかない。かつての栄光のアポロン神殿も、ここイタリアのマグナ・グラエキア西北部のモンテ・カッシーノの地ではすでに廃墟と化していた。しかしキリスト教の使徒ベネディクトゥスが西暦529年この廃墟の上に修道院を建てたのである。モンテ・カッシーノとサレルノとの密接な結び付きについては、すでに第1章「サレルノ」で触れたが、ベネディクトゥス自身の手になる立派な『戒律』は、ほどよく『サレルノ養生訓』の詩篇の中にも浸透し、美しく調和して、すがすがしい清涼剤となっている。「祈れ、そして働け」(Ora et labora）の厳しいキリスト教修道院の戒律のなかにも、このベネディクトゥスの戒律は、その人、その状況に応じた臨機応変の人間味ある戒律として、高く評価されてきた。モンテ・カッシーノで結晶した古代ギリシア・中世キリスト教の両文化混和のエッセンスが、『サレルノ養生訓』にも見事に表現されていることを、われわれは決して見逃してはならないと思う。
（6）この美しい自然と、朝・晩の自然・人間共感のリズムとの描写は、363行の中にはなく、オードロノークスがアルノルドゥス注解の中からとったものである。
（7）南イタリア地方の怠惰で気だるく長くなりがちな昼寝を戒めたベネディクト修道会の正しい自然の教えが、ここの文句にも反映していると思う。長く眠ると熱っぽくなる、という表現は、例えばヒポクラテス全集の『食餌法について』第2巻の中にも見られる。
（8）体内風気（ガス）のことは、ヒポクラテス全集の『体内風気について』を参照。
（9）ここのテキストはante purgatum（前にきれいになった）となっているが、オードロノークスの校訂本の読みに従い、esse purgatumと受動の完了不定形にとって訳した。
（10）テキストはdiaeta（食餌、養分）となっているが、オードロノークスでは、端的に合理的にsaliva（唾液）となっており、訳はそれに従ったが、テキストのほうはそのままdiaetaを残した。diaetaであっても、実質的にはだいたい「唾液」を表わすことになると考えたからである。現代的にみて合理的でないほうが、事実に近い場合も多いからである。
（11）「4体液説」のところでも述べたように、黒胆汁は秋に増加するもの、しかも秋の産物である果物類（ここでのモモ、リンゴ、ナシ）は黒胆汁性、そういう意味では、厳密には黒胆汁性の病気にかかっている人には、黒胆汁を余計に増加させるので禁物であり、食べ合わせとか料理法に工夫がなくてはならない。また、黒胆汁は冷にして乾であり、また酸っぱい性質をもつものだから、チーズ、獣肉類はこういう性質をもつことを考慮に入れて食餌法を考えてみる必要があろう。ヒポクラテス全集では、例えば『急性病の摂生法について（後代の追加篇）』第18節（48、49）に、牛・山羊の肉が黒胆汁性の病気を昂進させる、という記載がある。

（12）「テリアカ」（θηριακά、theriaka「解毒剤」）―― θηριακά は、θηριακός の中性複数形。θηριακός は、文字どおりには「毒獣（θηρίον）、とくに毒蛇に関するもの」の意味。紀元前2世紀の後半に毒蛇を混ぜて作った複合材で、それぞれちがった薬効の相乗作用がいっそうその効果を高め、当時の恐ろしい蛇毒に対しても大きな効力を発揮したといわれる。紀元1世紀ローマの暴君ネロの侍医アンドロマコスは、従来のものにさらに毒蛇の肉を混ぜ合わせてテリアカを作り、あらゆる毒殺用の毒に対する解毒効果をあげたという。後世になると百数十種類の単味剤を調合したテリアカも登場する。

（13）malaria（マラリア）（イタリア語）、つまり mala（悪い）、aria（空気）がつづまってできた言葉がすなわち「マラリア」である。病原虫が発見されるまでは、沼地から立ちのぼる悪い空気（瘴気）が原因でマラリア熱におそわれる、と人々は考えた。南からの風と雨の影響で、ともすれば沼地化しやすい地中海沿岸、ことにイタリアの風土――それにつけても、自然環境に関しては、ヒポクラテス全集の『空気、水、場所について』が思い起こされる。

（14）古来、医術には主要な2つの治療方法があるといわれる。（i）反対のものは反対のものによって治される」（Contraria contrariis curantur）と、（ii）「類似のものは類似のものによって治される」（Similia similibus curantur）の2つである。ヒポクラテス医学ではよく（i）が強調される（例えば『体内風気について』第1節参照）。熱は冷によって、満腹は空腹によって、増加は減少によってバランスをとられる。しかし同時に、痛みは別の痛みを加えることによって治す（『流行病』第六巻第2章第1節参照）、という（ii）の場合もある。18世紀～19世紀初めに、ドイツのS. ハーネマン医師は、この（ii）の場合をHomöopathie（ホメオパティー＜ὅμοιος「類似の」・πάθος「ある（病的）状態を受けること」）と呼んで、この療法のほうを大いに唱導した。酒の飲み過ぎ（二日酔い）を翌日はごく少量の酒（迎い酒）を飲んで治すことは、古今東西の治療と一致するところであり、毒をもって毒を制す、という言葉によっても一般化されている。また、予防注射の例もこの原理の応用である。ちなみに（i）の場合のことは、Allopathie（アロパティー＜ἄλλος「他の、異種の」・πάθος）と一般に呼ばれている。

（15）ベネディクトゥスの『戒律』第15章は、「少なくとも飲み過ぎるまで飲まず、控え目に飲むということで同意する」と述べている。「修道士は決してブドウ酒を飲むべきではない」といった厳格な禁欲主義よりも、古代ギリシア的中庸の「ほどよさ」が勧められている、注（5）参照。

（16）ここの「季節と食餌」に関しては、ヒポクラテス全集の『健康時の摂生法について』参照。ここの冒頭部にある「冬は、食物はできるだけ多目に、飲物はできるだけ少な目にする」は、「4体液説」でも説明するように、冬は粘液の増加する季節、つまり湿にして冷だから、体はバランスをとるために、できるだけ乾性で温性にする必要がある。飲物を少なくすることで乾性、食物を多くとって体内エネルギーを燃やすことで温性にするのである。

（17）注（50）を参照。

（18）バラは愛欲の女神ヴィーナスの花であり、注（14）のホメオパシーに関連する。

（19）これも同じくホメオパシーである。

（20）すぐれた複合剤（薬）が喜ばれたように、数多くの香辛料を混ぜ合わせた健康的でおいしいソースを使う料理が、イタリアやフランスを中心にヨーロッパの食卓をにぎわせた。

(21) こういう発想は、合理的というよりも、原始本能的（または、多少とも魔術的）であるといえるかもしれない。しかし自然の本能・本性は、人間の合理的な知性にたえずすばらしい示唆を与えるものであり、いたずらに迷信呼ばわりすることは禁物である。知性をはるかに超えたところに自然の知恵があるからである。事実、現代、食べものの焦げと癌の関係もいろいろ取り沙汰されている。

(22) 「焼豚はあらゆる肉のなかでもっともすぐれている」という言葉が、ヒポクラテス全集の『急性病の摂生法について（後代の追加篇）』第18節（50）に記載されている。ところで、ワインそのものを肉料理などの調味料として用いることは、現代のイタリア・フランス料理もさることながら、この当時もよく行なわれていたようである。しかしヒポクラテス食餌法では、『急性病の摂生法について』や『食餌法について』第2巻やその他の箇所で、ワインとその効用としてのものはほとんどない。

(23) 「ブドウの搾り汁は、ガスを発生させ、腹の調子を狂わせて下痢を引きおこす」というのが、ヒポクラテス全集（『食餌法について』第2巻第16節）の言葉である。

(24) 鳥肉の記載は注（23）と同じ『食餌法について』第2巻第11節に少しあるが、ほとんどの鳥が乾性であるとされる。食餌法からいえば、こういう乾性のものは、美食家で湿性の人が多いイタリアの国の食餌として、バランスの上からは好適であったろう。しかもイタリアには多くの鳥が生息していたのである。

(25) 魚の記載も注（24）と同じ篇の第12節にある。獣肉を断つことを原則としていた修道院では養魚池があり、食卓には魚料理が供され、一般家庭でも、肉食の代わりに軽くて栄養のある食べものとして喜ばれることが多かった。冬の重い肉食に疲れた春にはとくにそうであった。イタリア人の魚好きは、古くから有名である。

(26) イタリアで好まれた美味の「大ウナギ」(capitone)、その他、各種のおいしいウナギ料理（ウナギのスープも含む）。しかしウナギを食べると声が悪くなるが、ワインがそれを救ってくれる。注（25）と同じヒポクラテスの『食餌法について』第2巻の第12節には、「ウナギは比較的重い」食べものである、と記載されている。泥のある湿地で育ったウナギは、声を重くし濁らせるという連想があったかもしれない。

（27）ヒポクラテス全集の『急性病の摂生法について（後代の追加篇）』第18節（47）には、さやのある植物の功罪が記載されている。

（28）ここの原文のethicisを、ギリシア語のἠθικός（ethikos. 人間の正しい道「倫理」をわきまえた人。ちなみに英語のethicsは「倫理学」の意味）の複数・与格形ἠθικοῖς（道をわきまえた人たちにとって）のラテン語形ととって、「医師たちにとって」と解する人たちの読みに一応は従った。が、このἠθικοῖςをφυσικοῖς（physikois、つまり英語に訳すとto physicians「医師たちにとって」）の読みちがいととる向きもある。しかしオードロノークスのテキストは、ここの読みをphthisicis、つまりギリシア語のφθισικοῖς（phthisicois「肺癆患者たちにとって」）ととっている。このほうが音韻と意味の上からも納得できるものであろう。

（29）ここのpost camelinum（ラクダの乳の後に）は、優劣の順序ではなく、それにつづくということでet（〜と〜、および）の意味にとって訳した。

（30）ここは、ヒポクラテス全集の『古来の医術について』第20節に述べられているチーズの箇所と全く符合している。

（31）ここの食べ合わせで、クルミは1つならよいが、2つ、3つと食べることはきわめてよくないといわれる。が、これらの表現は、あまり合理的なものとは考えられない。クルミの木からクルミを棒で強く打ちおろして取ることから、クルミの木を強奪の軍神マルス（火星）と関連づける向きもある。ユダヤでは、クルミは、鯉料理に薬味のように副えものとしてよく用いられるということである。

（32）ナシのあまりさえない外観、ともすれば軟らかくぐにゃっとなる果肉、それにナシの花の快からざる臭い、等々。好ましくない果実のイメージ。現在のヨーロッパでもなおナシに寄せる呪いの言葉がきかれるが、自然の贈り物としてのナシに、どこまでもその存在意味を見出していこうとする人間の知恵に祝福あれ。

（33）一般に、果肉そのものの中に種（たね）が散らばってるのは、果肉と一緒にその種も食べるのがよいという自然の配剤であろう。しかし、果肉とははっきり一線を画して中心にある固くなっている部分（核（さね））は、これまた自然がわれわれからそれを遠ざけようとする配剤ととればよい。が、それも調理・調合の工夫次第では量を加減すれば薬となろう。

（34）ここのイチジクのパップについては、ヒポクラテス全集の『疾患について』第38節や『損傷について』第11･15節などを参照。

（35）注（23）参照。ここの「利尿作用がある」は、第22章の「尿の出を悪くする」と合っていないように思われる。

（36）第１３章参照。

（37）「酢は冷却作用を及ぼす」という記載ヒポクラテス全集の『食餌法について』第2巻第16節（52）にある。

（38）「黒胆汁を増やす」という記載は、ヒポクラテス全集の『急性病の摂生法について』第16節（61）参照。ところで原文中のmelan（黒胆汁）という表示は、6脚韻の関係でmelancholiamを簡略にしたもの。

（39）カブラ（またはカブ）のヒポクラテス全集の記載（『食餌法について』第2巻第18節（54））は、「通じはつけないし排尿も困難にする」とあるが、薬物学の父ディオスコリデス（紀元前1世紀）の『薬物誌』第2巻 GONGULIS（GONGYLIS. Brassicaropa）の記載では「カブの柔らかい地上部を煮て食べると利尿作用があり」とある。ヒポクラテスもディオスコリデスも『サレルノ養生訓』も「カブが腹をガスで膨満にする」点では共通しているが、やはり煮るのと煮ないのとでもちがうし、また部分部分によって、また食べ合わせなどによってもちがってくるであろう。

(40) ここはオードロノークスのテキストから有名な2行の詩をカッコの形で加えておいた。ウイキョウが「毒を追い出す」例としては、ヒポクラテス全集（『婦人の自然性について』第32節）の「悪露をきれいに排出する処置」、その他、さまざまな浄化処置が『婦人病』第1巻・第2巻などに数多く記載されている。ちなみに foeniculum（ウイキョウ、英語は fennel、ドイツ語は Fenchel）のギリシア語は μάραθον（または μάραθρον、つまり marathon または marathron）である。オリンピック競技の最後を飾る例のマラソン（marathon）は、かつて（前5世紀はじめ）のペルシア軍とギリシア軍との雌雄を決する戦いが行なわれたマラトン（marathon、英語読みがマラソン）の野にちなんだものであるが、ウイキョウ、つまりマラトンの草が生い茂るところから「マラトン」という地名がきているといわれる。いずれにしても、古来、ウイキョウの薬効については、時代の下るにつれてその霊薬ぶりが盛んに取り沙汰された。

(41) アニスも、ヒポクラテス全集では婦人病を中心に、体の浄化作用に卓効のあることがしばしば記載されているが、視力をよくするという記載は、紀元1世紀のディオスコリデスにもないので、さらに後代のものであろうか。中世11～13世紀ごろの著作には視力をよくするためにはどうすればよいのかの記載が案外多く出てくるのに気づく。例えば、11世紀後半のマルボドゥス『石について』の詩篇など参照。

(42) ここのspodiumは骨灰であろう。スポドス（σποδός, spodos. ラテン語はspodium）は、文献上ではホメロス（紀元前9世紀ごろ）の時代から犠牲獣の骨灰の意味に用いられてきたが、ヒポクラテス全集では、銅などの金属灰、つまり乾燥収斂作用の強い外用粉末剤として、眼の病気や潰瘍などの治療に用いられた。骨灰の場合も、同じく乾燥収斂剤として止血に用いられたものであろう。

(43) sal（塩）は、遠く古代ローマの物々交換時代は通貨の代わりをし、生活必需品として、英語のsalary（給料）の語源ともなるほど重要なものであった。ヒポクラテス全集にもあるように、塩気は、体を乾性や熱性にする作用があり、これの摂り過ぎは、乾燥を早めてうるおいの液状部分を減少させ体をかさかさにすることから、うるわしくあるべき機能を低下させるようにもなるのである。

(44) こういう作用も、同じくヒポクラテス全集のところどころに見られる記載である。が、味に関してここの9の神秘性、つまり⁝⁝⁝という正方形（正四角形）をつくる9の性格への示唆は、∴ ∴ ⋯という正三角形による3（,6,10,⋯）の3角数（完全数）に対し、⁝⁝⁝は3と4という古来の神聖数を組み合わせたものであろう。

(45) ここのvippaは、vinum（ブドウ酒、ワイン）とpanis（パン）の合成語である。しかし、いわゆるワイン・スープ（ブドウ酒入りスープ）ではなく、ワインの中に入れて柔らかくしたパンのことである。パンは大地の実りの小麦でできた食物、ワインは天上の露の賜物、これらの合体がいわゆるvippaであると考えられたのであろう。だから、vippaは中間・中庸のシンボルとして、節度を守るべき人間のもっとも適切な食べものということになるであろう。

（46）「ヒポクラテスの町」とうたわれたサレルノの養生訓は、一言でいうならば食餌法につきるであろう。しかしこのδίαιτα（→ラテン語 diaeta →英語 diet、ドイツ語 Diät、日本語「ダイエット」）はヒポクラテス全集の例えば『食餌法について』が示すように、運動・入浴・瀉血その他も含めた健康生活法一般である。ヒポクラテスといえば食餌法、食餌法といえばヒポクラテス、というほど重要な両者の結びつきを示唆したこの一節にヒポクラテスの名が登場するだけであるとはいえ、前から述べてきているように、ヒポクラテス全集中のさまざまな箇所が『サレルノ養生訓』の至るところに散りばめられ飾られている。その意味で、この養生訓は、まさに「ヒポクラテス養生訓」といっても過言ではないほどに、この派の医学精神によって浸透されているのである。それはともあれ、当時ワイン・シナモンその他を混和し、ヒポクラテスの名を冠して「ヒポクラス」（Hipokras, Hippokras）といって愛用された健康飲料があったこともここに付言しておこう。

（47）キャベツの効用については、例えばヒポクラテス全集の『食餌法について』第2巻第18節（54）は「キャベツは体を温め通じをつけ胆汁状のものを排出させる」と述べており、このほか『流行病』第6巻第19節、『疾患について』第55節、その他も同じように排便の効能を強調している。

（48）古来「緩和剤」としてよく用いられたウスベニタチアオイ（ゼニアオイ）の効能については、逐一、ヒポクラテス全集の例えば婦人病関係の著作（『婦人の自然性について』第32節、第109節、『婦人病』第6巻第26節、第35節、第68節、『婦人病』第2巻第196節…、その他）に同様な記載がある。

（49）ハッカには多くの種類（例えばヒポクラテス全集中でもハナハッカ、メグサハッカ、キダチハッカ、等々）があり、この箇所でどの種のものが指示されているかはっきりしない。が、いずれも浄化・洗浄作用にすぐれ、そうした一環としてある種のハッカが寄生虫駆除にも用いられてきたと思う。例えばディオスコリデスの『薬物誌』第3巻のセイヨウハッカ（mentha sativa）の項参照。この『薬物誌』でもハッカの種類の記載は5種に及んでいる。

(50) サルビアについて多くの人はあの真っ赤な花をつける植物を思い浮かべるが、じつは薬用のサルビアは、そういう観賞用のものではなく、うす青紫の花をつける野生種のものである。このことを近ごろの薬学生たちは知らない者が大多数である。自然に接しそこから自然の知恵を学びとる機会を現在の薬学教育はあまり与えないからであろう。

さてサルビアの効能は、その言葉salvia（＜ラテン語salvus「安全な」＝英語safe、つまり「病気から安全にしてくれる植物」）からもわかるように、文字どおり「病気からの救済者」である。ヒポクラテス全集では、例によって婦人病関係の著作に頻出するが、身体の各部の浄化作用に役立つという記載が多い。そういう面からこの養生訓にある「急性の激しい熱も、サルビアの力には抗しきれず退散する」を考えてみると、ヒポクラテス医学では、「熱は胆汁の増加によっておこる」のであり、当のサルビアは胆汁浄化に卓効がある（例えば『婦人病』第1巻第80節参照）のだから、当然すぐれた解毒剤となることは明白であろう。

(51) カストレウム（ギリシア語καστόρειον, ラテン語castoreum）は、いわゆる「海狸香」、ビーバーの肛門腺分泌液からつくられるきつい匂いのする黄色物質で、ヒポクラテス全集には、婦人病でよく子宮にガスがたまり、苦しくて窒息しそうになるときなどに用いられた。ヨーロッパでは、この当時すでに痙攣止め民間薬として用いられた。

(52) ラベンダー（lavendula）も注（51）と同様の薬効をもつも

のとして用いられた。芳香植物として愛用され、香料・薬用として今日でも石鹸材料（洗料＜ lavo「洗う」）に用いられている。

（53）premula は primula（-ula は縮小辞）、つまり primus（最初の）、すなわち veris（春の。veris は ver「春」の属格形）がついて「春の最初に咲く草」の中世ラテン語、和名は「サクラソウ」。このサクラソウ科には多くの種類（属名）がある。

（54）前二者と同じ薬効をもつオランダガラシ（クレソン）のここでのラテン語 nastur は正しくは nasturtium とつづる、つまりプリニウス『博物誌』第 19 巻第 155 節によると、nasus「鼻」を torqueo「ねじまげる」ということから名づけられたという。この植物については第 69 章参照。

（55）ヨモギギクも前三者と同じ薬効をもつが、その文字にある athanasia（不死）は ἀ・（否定辞）と θάνατος（死）の合成からきている。ヨモギに似たキクで、地下に太いひものような地下茎が横に這い年々新しい茎を出す植物。キクの匂いがする。これは、ドイツ語では Wurmkraut（駆虫用薬草）としても有名。

（56）ヒポクラテス全集では、婦人病関係の著作に頻出するヘンルーダは、非常に刺激性の強い薬草で身体各部（婦人病の場合は子宮とか膣）の浄化に役立つものである。『サレルノ養生訓』中の効能については、古来、とくにディオスコリデス『薬物誌』第３巻のヘンルーダ（学名 Ruta graveolens, Ruta montana）の項目中にあるとおりすぐれた万能の効能をもつが、「純潔を守らせる」というようなことは、中世当時のキリスト教的な修道院思想を色濃く反映したものであろう。

（57）ガレノスは、ヘレニズム期の小アジア、ペルガモン都市から紀元２世紀の中心都市ローマの檜舞台に躍り出て、古来のヒポクラテス医学を大きく発展させ体系化させたいわば「医学の帝王」である。そしてこの権威をその後の千数百年間にわたり、近代医学の風雲児パラケルススによってきびしく批判されるまで、しっかり維持してきた偉大な人物であった。ここにも示されているように、彼の基本的な医学理論は、ヒポクラテス医学を継承する体液病理論である。ところで『サレルノ養生訓』に医師としての名をうたわれたのが、さきのヒポクラテス（注46参照）とこのガレノス２人きりであることは、古代・中世をとおしてのヨーロッパ医学の歴史にとって象徴的な意味をもつものと考えられる。

（58）頭の禿についての悩みとその解消については、古今東西の人々に全く共通するものであったが、タマネギ（その他、ダイコン、クミン、カワラバトの糞、など）をすりつぶしたものを禿の部分に塗りつけることの功徳については、ヒポクラテス全集『婦人病』第２巻第189節参照。

（59）カラシは、普通はカラシナの種子を粉にしたものであるが、ここは粒状の種子そのもの。温性で便通促進、何らかの浄化に役立つものである。

（60）紫色のスミレというのは、ディオスコリデス『薬物誌』第４巻の122（Viola odorata「ニオイスミレ」、ἴον はもと *Fίον* つまり vion とつづった。現在では ἴον は ωδης「〜のような」という接尾辞をつけて、Jod「ヨード」を指すようになった）の項にもあるように、「紫色で芳香の強い小さな花が咲く」、その花の色から purpurea（紫色の、赤紫色の）viola（スミレ）（ここの purpuream, violam は対格形）と呼ばれるようになった。ローマ人がすでに viola purpurea と呼んでいたことが『薬物誌』の異名欄に記載されている。ヒポクラテス全集に出てくるのは白い葉っぽとか黒っぽい葉っぽの λευκὸν ἴον とか ἴον τὸ μέλαν で、ともにさきのディオスコリデス記載のニオイスミレ（学名 Viola odorata）であり、この『サレルノ養生訓』の紫色のスミレと同じものであろう。ヒポクラテス全集では、婦人病関係の著作に散見される。浄化作用のあるものだから、頭の中に過剰にある粘液も当然のこと浄化されるであろう。ディオスコリデスの記載は、「花の紫色の部分は癲癇の子どもによく効く」、つまり頭の粘液過剰からくると考えられた癲癇（とくに卒中）によく効くことを報じている。

ちなみにスミレ科の植物について近代化学成分的にいうと、この根は吐瀉に役立つリンゴ酸をもった刺激性物質を含んでいることが浄化作用に役立つ原因といえようが、その反面、今度は非科学的といわれるかもしれないが、酒酔いに関しては、紫水晶との類推でこれを追い払うという考えも生まれたのであろう。後者はいちがいに非科学的として退けることはできないものがあろう。こういうことには大いに気分的なものが作用するからである。ちなみに紫水晶というのは、amethyst、つまり ἀ（α-、否定辞）と μέθυσος（methysos「酔っぱらう」）の合成語に由来し、紫水晶でつくられた盃で酒を飲むと、「決して酔うことはない」と旧約の時代からいわれてきたのである。

（61）最初に urtica（イラクサ）という語を補って読む。

（62）ヒポクラテス全集では、イラクサが婦人病関係その他で浄化・鎮痛に効果があることを伝えている（例えば『食餌法について』第２巻第 18 節（54）、『婦人病』第２巻第 113 節など参照）。

（63）ヒポクラテス全集では、『食餌法について』第２巻第18節（54）に、「ヒソップは体を温め粘液状のものを排出させる」と出ている。

（64）現在、英語で chervil、日本でもチャービルとして親しまれている香辛・香味のハーブ（サラダに加えたり、料理の仕上げにそのデリケートな香りが喜ばれる）については、リンネのつけた学名は Scandix australis、しかしチャービルの学名は Anthriscus cerefolium としてとおっている。Anthriscus は、ギリシア語では普通、ἄνθρυσκον とか ἄνθρισκος とつづられるが、

「植物学の父」テオフラストス（『植物誌』第7巻第7章第1節）では ὤνθρισκον とつづられる。ヒポクラテスやディオスコリデスにそのままの記載はないが、紀元1世紀のプリニウスには散見される。チャービルは現在は肌を美しく保つために珍重されるように、この当時は内服薬としていろいろな浄化の効果をもったのであろう。

(65) オオグルマは、ラテン語で enula または inula、ギリシア語で ἑλένιον（helenion ＜ Ἑλένη「ギリシアの地」。helenion が音位転化して enula）。ヒポクラテス全集では婦人病関連の浄化作用のあるものとして出てくるが、ディオスコリデス『薬物誌』第1巻の ELENION の項によると、「煎じて飲むと利尿の効果があり、月経を促す。……舐剤にして服用すると、概して温める作用があり、……ヘルニア……の場合などに効果があり」とあるが、この養生訓におけるような「ヘルニアの特効薬」という記載は見当たらない。

(66) ここに pulegium（メグサハッカ。学名は Mentha pulegium）を補って読む。ヒポクラテス全集では、体液浄化の薬草として婦人病関係の著作に頻出するが、ディオスコリデス『薬物誌』第3巻 GLECHON（Mentha pulegium var. erecta）の項には、痛風とか脾臓病（黒胆汁をつかさどる臓器は脾）に効果があると記載されている。

(67) すでに注（54）で述べた nastrutium が示唆されている。ここの illius（ille「あれ」の属格形）とはつまり nasturtii（オランダガラシの）となる。この薬草は、ヒポクラテス（『婦人病』第2巻第190節）やディオスコリデス（『薬物誌』第2巻 LEPIDION の項）では LEPIDION、つまりベンケイナズナと類似のものかもしれない。同じアブラナ科の植物。

(68) 「これ」、つまり chelidonium、ギリシア語で χελιδόνιον

(chelisonion)、ヒポクラテスには出てこないが、ディオスコリデス『薬物誌』第２巻 CHELIDONION の項目は、χελιδών（chelidon「ツバメ」）に由来した薬草のことを、「ツバメが姿を見せると同時に地面から芽を出し、ツバメが旅立つ頃に枯れることから、そう呼ばれるのであろう。ツバメの雛のなかに眼の見えないものがいると、母鳥がこの薬草を運んできて、その眼を治すともいわれている」と述べている。千里を誤つことなく目的地に到達する疾走のツバメの力と眼にあやかりたい古代・中世人の気持ちが以上の叙述にこめられているのだと思う。

(69) 紀元１世紀のローマ帝国の有名な博物誌家プリニウスは、さきの注で指摘したディオスコリデスよりも数歳上であったと考えられる同時代人。眼に効果のある生薬クサノオウのエキスとツバメとの密接な関係は、わざわざディオスコリデス『薬物誌』の叙述をかりずとも、『養生訓』の詩自体が語るところであり、またこれの指示どおりプリニウス『博物誌』第 25 巻第 90 節に記載されているものである。ところで、プリニウスについては、平凡社刊行の『最新版・大百科事典』プリニウスの項に要約した私の叙述があるが、とにかく、彼は広大なローマ帝国のもっとも博学な知識の持ち主であり、ディオスコリデスの記載した植物数より優にほとんど 400 種ほども多いものが掲載されていることからも、その知識の厖大さが類推できるであろう。全部の植物数だけでも約千種にのぼっている。全 37 巻のうち、主として動物は第８～11 巻、第 28 ～ 32 巻、植物は第 12 ～ 27 巻、鉱物は第 33 ～ 37 巻というように、そのほとんどが動・植・鉱物に占められており、なかでも植物の種類・習性・効用の叙述が多いが、先人たちの知識をもとに知識の大拡充をはかったのである。プリニウスは医師ではなかったが、この養生訓にその名がうたわれていることは、彼がいかに重要な存在であったかがわかる。もう１人のディオスコリデスの名があがっておらず、プリニウスが名指されていることは、薬物学の父ディオスコリデスの重要さからして首をかしげたくなる面もあるが、前者がイタリア本土で、後者はビザンチンで有名であったことを考えれば、うなずけることでもあろう。

(70)「その汁」の「それと」はsalix（ヤナギ）を指す。現在のサリチル酸（鎮痛薬の有効成分）はsalixにちなんだものであるが、ヒポクラテス全集では（例えば『婦人病』第1巻第78節）、体の中の異物を排出・浄化する作用のあるものとして記述されている。養生訓の効能については、だいたいはディオスコリデス『薬物誌』第1巻ITEA（ヤナギ科ヤナギ属の植物）が示すとおりである。

(71) やはり体液浄化のすぐれた薬草として多用されるサフランは、ヒポクラテス全集でもとくに婦人病関係の著作に頻出する。サフランに対する評価は古代から中世・近代とますます高まり、スパイスの王者として、その紫・赤・黄の色をとりまぜたすがすがしいたたずまいの花の部分は、やや刺激性はあるが、香りはまことに魅惑的で、その強い黄色の染色力ともあいまって、海洋部族フェニキア人の料理として地中海沿岸の南ヨーロッパ地域にひろがったブイヤベース（魚料理）の味と色彩を引き立たせている。小アジア、ギリシア、イタリア、スペインの山間部、その他、道端でも楚々として咲いてはいるが、きわめて強い生命力をもつサフランは、体のあらゆる活力の元締めである肝臓の精とも考えられた。ヒポクラテス全集やディオスコリデス『薬物誌』第1巻KROKOS（サフラン）の項には、「肝臓を若返らせる」というような記載はないが、それに類似したサフランの功徳はさまざまに書き記（しる）されている。

(72) ここはporrum（ニラネギ）を主語として補って読む。ヒポクラテス全集では、例えば『不妊症について』第225節に、女性がうまく男性の精液を受け入れないような場合の数多くの処置のなかの１つに、このニラネギを食べさせるとよいことが記述されている。全集では、この植物も婦人病関係の著作に多用されている。ヒポクラテス全集では πϱάσον（ラテン語 porrum も同系語）をニラネギと訳したのは、いわゆる Allium ampeloprasum（Allium Porrum, Porrum ampeloprasum とも表示される。一般によく食べられる種類である）の和名がセイヨウニラネギであることから、単にニラネギとしたが、Allium には多くの種類がある。ニンニク、タマネギ、ニラネギの効用や食べ方については、例えば、『食餌法について』第２巻第18節（54）参照。止血作用については、ディオスコリデス『薬物誌』第２巻 PRASON（ニラネギ）の項目など参照。

（73）黒コショウは未熟の実（み）を、外皮をつけたまま、白コショウは成熟した身の外皮を除いたものを、それぞれ乾燥させ粉末としたもの。ヒポクラテス全集の婦人病関連著作に散見されるコショウの効用は、体液、例えば、過多の粘液とか胆汁の浄化を促進するもので（例：『婦人病』第１巻第37節参照）、胆汁は熱の昂進や悪寒戦慄の原因となるから、胆汁浄化に役立つコショウは当然のこと病熱の昂進を妨げる。いろいろの効用については、ディオスコリデス『薬物誌』第２巻 PIPERI の項目を参照。ところで、コショウは、インドに産する低木であり、アレクサンダー大王のインドにまで至る遠征によってもたらされたといわれ、その種類は百種以上、ヨーロッパでは非常に珍重される香辛料であった。

（74）クマツヅラもヒポクラテス全集では浄化剤であるが、直接に眼によいというような記載については、ディオスコリデス『薬物誌』第４巻 PERISTEREON の項目参照。しかしヒポクラテス全集の『疾病について』第２巻第１節では「粘液のせいで眼がよく見えなくなる」記載があり、体液浄化が眼によいことになるのは事実であろう。『食餌法について』第2巻第1節（54）にはニンニクは眼にわるいがタマネギはよいと記載されていて、ここと一致しない表現となっている。

（75）ヒポクラテス全集では婦人病に浄化剤（苦痛をとる薬剤にも通ずる）として役立つ記載が散見されるが、ディオスコリデス『薬物誌』第4巻 UOSKUAMOS（正しくは HYOSKYAMOS）の項にも示されるように、いろいろな部位に対し鎮痛作用のあるものとして用いられる。しかし、こういうよい効果のあるものは白い種子をつける種類のヒヨスで、痰黄色の種子とか黒い種子をつけるものは、狂乱を生じさせたり頭痛や催眠の作用をおこすのでよくないとされている。

（76）例えば注（26）参照。

（77）レウマ（ῥεῦμα，rheuma ＜ ῥέω rheo「流れる」）は「流れ、流下物」の意味で、ヒポクラテス医学では頭（粘液をつかさどる器官）からの粘液流下物のこと。病気の原因を粘液過剰と胆汁過剰に帰す叙述は、『疾病について』第1巻第2節や『疾患について』第1節の示すとおりであるが、頭から過剰粘液が流下するルートは7通りある（例えば『人体の部位について』第10節参照）。例えば胸に流れてそこにたまるものは膿胸を引きおこす原因となる。このあとの「カタル」という言葉は、いわゆる κατάρρος（ラテン語 catarrhus、英語 catarrh. cata は「下に」、rru は ῥέω「流れる」から）で内容はレウマと同じだが、症状として現われるもの。ここでは胸に流れるレウマを一般的にレウマと呼び、他のものを個々の名称で呼んでいる。

（78）ヒポクラテス全集に『痔について』と『痔瘻について』の著作があるが、その治療に直接に雄黄（砒素化合物）や硫黄の記載はなく、ディオスコリデス『薬物誌』第5巻の該当箇所 THEION にも痔瘻手当の記載は見当たらない。ただヒポクラテス全集の『損傷について』第16節に硫黄と砒素の化合物からなる鶏冠石と砒素化合物の雄黄の記載があり（これらについては『薬物誌』第5巻のそれぞれ当該箇所も参照）、これらにはすぐれた腐蝕・収斂作用や空洞充填作用があることから、のちに痔瘻の治療に多用されたものであろう。

(79) ヒポクラテス全集では『骨の自然性について』の第1節に、骨の数を爪を含めて111個としており（ただしこの箇所は後代の加筆である。同篇注7参照）、血管については、ここの養生訓では、例えば血管は365と一年間の日数となっている。ちなみに私も現代解剖学で何々動脈・何々静脈と名称のついているものをちょっと数えたことがあるが、約400あったように思う。中世時代はかなり恣意的だったであろうが、それにしてもかなり詳しく調べたとも考えられる。

(80) 4つの体液（粘液・血液・胆汁・黒胆汁）についてのヒポクラテス全集の決定版は『人間の自然性について』第4節を参照。しかし同じ全集で同じ4体液でも、『疾患について』（粘液・胆汁・黒胆汁・水）、『疾病について』第4巻・『生殖について』（粘液・血液・胆汁・水）のように、例えば、黒胆汁の代わりに水が登場したりしている。

(81) ここでは古代ギリシアの4大元素（土・水・空気・火）と4体液（黒胆汁・粘液・血液・胆汁）との対応、つまりタレス、アナクシメネス、ヘラクレイトスおよびエンペドクレスなどの自然哲学たちの始源元素とヒポクラテス医学派の体液説とが折衷されている。ところでここのラテン語melanはmelanchole、phlegはphlegma、choleはcholeraのこと。sanguis以外は韻律の関係で略語化されている。

(82) 以下第８３章～第８８章の４体液と４体質・４気質との関連については、解説「４体液説」参照。

(83) このテキストでは第８８章として「血液過剰」の場合だけがうたわれているが、前述からの関連では、オードロークスのテキストのように、「胆汁過剰」「粘液過剰」、「黒胆汁過剰」の場合がうたわれるのがもっともなことであろう。ちなみにこれらの場合をいまここに書き記しておこう。

「胆汁過剰」

胆汁のせいで、右側に痛みが走り、舌がざらつく。
また、耳鳴り、頻発する嘔吐、幾夜も眠れない晩がある。
のどがひどく渇き、脂肪質のものを吐いたり、腹部に疝痛がおこったりする。
吐き気から心臓の痛みがおこり、食欲が減退する。
脈は細いが硬く速くて激しい。
口は乾いて苦く、火事の夢を見る。

Accusat choleram dextrae dolor, aspera lingua,
Tinnitus, vomitusque frequens, vigilantia multa,
Multa sitis, pinguisque ejectio tormina ventris,
Nausea fit morsus cordis, languescit orexia
Pulsus adest gracilis, durus, veloxque calescens
Aret, amarescitque, incendia somnia fingit.

「粘液過剰」

粘液の量が体の中で正常値を超えると、
口は味がわからなくなり、不快が満ち、よだれが垂れてくる。
肋骨部と胃部、同時に後頭部に痛みがあり、
脈は微弱で、遅く鈍っており、軟らかく貧弱である。
眠りは浅く、夢に水気の多いものの幻想がつきまとう。

Phlegma supergrediens proprias in corpore leges,
Os facit insipidum, fastidia crebra, salivas,
Costarum, stomachi, simul occipitisque dolores,

Pulsus adest rarus, tardus, mollis, quoque inanis.
Praecedit fallax phantasmata somnus aquosa.

「黒胆汁過剰」

体液に満ちた体の中に沈殿物が支配的になると、
皮膚は黒くなり、脈は硬く、尿は希薄になる。
不安、恐れ、悲哀、わるい夢、
げっぷは苦くなり、唾液の味も同様である。
とくに耳が不快にもちりんちりん鳴り響いたり、しゅっしゅっと鳴ったりする。

Humorum pleno dum faex in corpore regnat,
Nigra cutis, durus pulsus, tenuisque urina,
Sollicitudo, timor, tristitia, somnia tetra;
Acescunt ructus, sapor, et sputaminis idem.
Levaque praecipue tinnit vel sibilat auris.

(84) ヒポクラテス医学では、食餌法にくらべると瀉血の記載はきわめて少ない。しかし瀉血そのものは、古代ギリシア以前から春によく行なわれたものと考えられる。肉食の多いヨーロッパ部族では、寒い冬に肉の脂身（あぶらみ）をとることが多く、春になると発疹など多くの病気がおこったようであるが、それが瀉血によって軽減されたらしい。ヒポクラテス医学では、瀉血も体液観によって理論づけられていた。つまり、『箴言』第6章第47節のごとく、「瀉血または薬（吐瀉剤）の使用が有効である人に対しては、春に瀉血したり薬を用いたりするのがよい」ということは、春―血液、夏―胆汁、秋―黒胆汁、冬―粘液といういう4体液論から説明できる。つまり、春に増加する血液との関連から、過剰に増えた場合にそこからおこり病気治療には瀉血が必要になるわけである。古代ローマから中世期になると、食生活の肉食化がすすむにつれて皮膚病も増え、ますます瀉血の効用も評価された。しかし以下（第

90 章以下）瀉血での合理的な叙述とくらべて少し不調和な感じを与える。

(85) 瀉血に適した月が春であることはさきに述べたとおりであり、4月と5月、それに第 93 章にあるように「憂いに沈む」憂鬱（メランコリー< μελαγ・χολή、melan・chole「黒い胆汁」—秋）の季節の9月も瀉血に適していると考えられた。しかし惑星である月（当時は月は地球の衛星とは考えられていない天動説の時代）の日といわれる水蛇（ヒドラ）の日は瀉血の禁忌日と信じられた（4月 30 日、5月1日、9月 30 日）。太陽が牡牛座（金牛宮）と天秤座に入るときであるこれらの日については、金牛宮の守護神は金星でありヴィーナス（ギリシア神話ではアフロディーテ）はつかさどる星ということから、ガチョウの肉を食べてはいけない。というのも、ガチョウはヴィーナスの聖鳥だからである。このことは、この女神がガチョウに乗っている姿が古代ギリシアの壺絵に示されているとおりである。金牛宮に対応して、秋の天秤宮（太陽は9月末にこの宮に入る）は、またヴィーナスの星である金星が昼間に宿る家（英語で The positive House of Venus）である。月は水蛇と関連がある——これは、錬金術思想にもみられるように、月は仲介の女神であり、例えば、雨を降らし豊穣をもたらすものであり、水の精であったニンフのエキドナによって生まれた水蛇も自分の頭を切り落とされてもそのつどすぐに生え出るというほど豊かな精をもっていたといわれる。しかしこういう神々のつかさどる日には瀉血をやめて、神々に敬虔な祈りを捧げるのがよいことだと考えられたのであろう。

(86) 前注（85）のガチョウの箇所参照。

(87) 例えば、夏は肝、秋は脾に代表される（「4体液説」のところ参照）ものは、肝は右の血管を支配し、脾は左側の血管を支配するから、瀉血はそれぞれ右と左からということになる。

(88) ここのラテン語の cephe は cephale（つまりギリシア語 κεφαλή「頭」）をつづめたもの。

(89) 心（血液）—春、肝（黄胆汁）—夏、……という４器官—４季節の対応については第２部第１章「ヒポクラテス医学における４体液説」の項を参照。

(90) 「安全静脈」(身体を健康・安全にする静脈）と試訳した原語は中世ラテン語の salvatella（< salvo「救う、安全にする」、-ella は縮小辞)。手の裏側にある小指側の尺骨端のところを通る脈から瀉血すると、病気の治療に大きな効果があると考えられた。イギリスの文献には 15 世紀はじめに出てくるものが最初。

(91) イヌホオズキのナス科植物は 300 種以上にのぼるといわれるが、イヌホオズキは、例えば『婦人病』第１巻第 78 節に見られるように子宮の炎症を鎮めたり、『疾病について』第３巻第１節にあるように鎮痛作用のあるものとして、すぐれた効果を示す植物であった。

(92) 春と瀉血の密接な関連については、注（84）など参照。

****

〔監修者付記：２個所のみ訳文修正。元の訳文は、第７７章「そして燻蒸の煙を歯から離して、痛む個所へ導くようにせよ。」(32 頁)、そして第９８章「つまり頭・心・足・肝を瀉血するときは」(38 頁）です。〕

第2部

ヒポクラテス医学

第１章　ヒポクラテス医学における４体液説

§１．４という数字をめぐっての序説

この世の物はすべて一般に立体的なものである。その立体は、すべてが４という数から成り立っている。といっても、そのままでは理解しにくいかもしれない。しかし点を１とすれば、線は２、面は３、立体は４というように類推していけば、事柄が割合はっきりしてくると思う。２つの点があってそれらを結べば線ができる。同一線上にない最小限３つの点が決まれば、それらを結びつけて三角形という平面ができあがる。もう１つの点を同一平面上にではなくとって結びあわせると、そこには立体ができる。こういう数の関係は音楽の上にもあって、協和音をつくる場合、弦の長さが２：１の比（８度）、３：２（３度）、４：３（４度）の数に還元されるなど、すべての雑多なものから抽象して純粋な数の関係にするとき、つまり特殊の個物を脱却するとき、一般の普遍妥当な関係が成り立つということは、とりもなおさず数学のもつ明解さにほかならない。このようにして共通の理解が生まれ、学問が成立する。１枚とか１匹、１本という個物に執着していては、そこから共通に「１」というものをとり出すことはできないし、それぞれに共通する理解は生まれてこない。これは一般のものにも成り立つことである。例えば、１人１人が自分の飼っている個別の猫に執着してそれぞれの個別の呼び名でしか呼ぶことをしないなら、そこからは、共通に「ネコ」という名称が導かれず、共通の認識も生まれてくることはない。個別的なものを抽象する作業が、これまでどれほど人間の思考・思想を高めてきたことか。そのような思考が最も進んで、数学が生まれ、論理学が生まれ、哲学が生まれてきたとすれば、これらは、すべて共通に、物から

の一種の純粋化作用、夾（きょう）雑物をとり除く数学的で論理的な抽象化作用、物欲からの魂の浄化という徹底した古代ギリシア哲学のすぐれた姿を理解させてくれることになろう。このことは、古代ギリシア哲学の場合ばかりでなく、ユダヤの宗教の場合にもみられる。いわゆる特定の個別的な偶像を礼拝する多神教的宗教に対し、いっさいの偶像を排除する一神教が、ユダヤの宗教として、またすぐれた世界宗教的なキリスト教やイスラム教を生み育てる地盤ともなったからである。

ピタゴラス（紀元前6世紀のギリシアの哲学者）は、魂の浄化を彼の教団の信条としたが、単純な数を重んじ、すべてのものを数に還元する数の神秘化傾向を強く示した、と一般にいわれている。しかし、ピタゴラスの定理ということで知られているものも、ピタゴラス自身によって発見されたものではなく、その素地としては、すでにエジプトの土地測量術（γῆ「土地の」・μετρία「測量」→英語geometry「幾何学」）で知られていた事柄があった。しかし、清澄聡明な合理精神ですべてをはっきり限界づけて定義し、いわゆる定式化するという能力において、ピタゴラス教団がすぐれていたことから、象徴的な意味合いで、いろいろな数学的事実が彼に帰せられるようになったのであろう。したがってピタゴラスと数学の関連も、実際には多くピタゴラス1人に帰着させるべきものではなく、ピタゴラス教団なり学派というグループに帰せられるべきであろう[(1)]。

何はともあれ、4という数字が純粋に出てくるためには、1とか2とか3が数えられ、その次に4が出てくるものである。1＋2＋3＋4＝10というピタゴラス学派での完全数をつくるものは、とりもなおさず1、2、3、4である。古代ギリシアにおいて、いかに1が重んじられたかは、千変万化する自然界の万物において、ただ1つすべてに共通する根源・始源（αρχή）を求めたタレス、アナクシメネスなど、いわゆる紀元前6世紀の自然哲学者たちの探究のなかにそれをみることができる。また、2という数は一種の対立をあらわす数である。古代ギリシアでは、2が対立原理の象徴的な意味をもち、対立する2つの力のバランスいかんで健康・病気の状態がわかれるのだということが、アルクマイオン（紀元前5世紀）というピタゴラス派の医師によって理論づけられたことになっている[(2)]。3、4にしても、あとでみるように、自然哲学者たち、医師たち、プラトン、アリストテレス（両者とも紀元前4世紀の偉大なギリシア哲学者）たちの間に、それぞれの意味をになって登場した。こういう1、2、3、4という数は、ヒポクラテス医学派のいわゆる70にのぼる著作篇のいたるところに、それぞれの医学的な意味をもって登場してくるのが、あとでもみるように、結局は4つの体液に落ち着く。

病気を引きおこす体液病理学のこの考えに帰着するまでのプロセスには、一者というおよそ不均衡をおこすことのない1[(3)]から出発して、2という対立する積極的な粘液と胆汁という2病因的体液論を経、血液という生命と健康を与える原因が加わり、さらには胆汁から黒胆汁が分かれ、最終的には4体液説に定着していくのだが、そのプロセスが4においてみられるわけである。

§2．4のもつヒポクラテス医学派の体系的な意味

しっかりした建物を構築するには、やはりしっかりした骨組みが必要である。1つのまとまった医学という殿堂の構築にあたって、ヒポクラテス医学派の4体液説が一貫した理論として成り立つためには、この説が体系化されなくてはならない。当時医学のすべての分野、例えば、病理学・生理学・解剖学・外科学・食餌栄養学・衛生学、等々の各分野に、一貫した理論がつくり上げら

れなくてはならない。しかしそのような体系化は、いつ誰によってなされたのであろうか。

ヒポクラテス医学派に大きな影響を与えたはずの古代ギリシア哲学においては、体系化を最も万遍なく為し遂げた人にアリストテレスがいた。しかしその彼は、師プラトンのアカデメイアに学ぶこと20年、しかもそのプラトンは、青年時代にソクラテスから真の哲学精神を学びとり、ピタゴラス学派の哲学に深い感化を受け、魂の浄めの精神を体する哲学の道にはげむこと数十年でイデアの哲学体系をまとめあげた人である。そういう師プラトンのその後の晩年の20年間をアリストテレスは共に学んだ。しかし、プラトンやソクラテス以前にも同時代の周囲にも、数々の偉大な哲学的思索に生きた自然哲学者たちや思想家たちの系譜は、綿々とつながっていたのである。

さて以上のように類推して、アリストテレスのような体系化を医学の分野に求めるならば、それは紀元2世紀のローマに出たガレノスという医学体系家をおいてほかには見当たらないであろう。彼はヒポクラテス医学を受け入れ、それを発展させたということになっている(4)。医学の体系化がアリストテレスの哲学の場合とくらべ、どれほどのものであったかはともかくとして、いずれにせよ現代においては、4体液説もガレノスの全医学体系も外形的にはすでに廃墟となってしまった。しかし、今なお残るその巨大な廃墟のあとを訪ね、ヒポクラテス医学の精神をしのぶとき、不思議とそこにはさまざまなものが新しい息吹となって再生してくるのである。

ガレノスが範としたヒポクラテス医学派の諸著作篇がすべてヒポクラテス個人によって書き上げられたと考える人は、多少とも丹念にその全篇を読んだ人々の間にはいないであろう。全集をよく読んでみると、このなかには一貫しないさまざまに矛盾するものや、いろいろ体裁のちがったものが、寄せ集められている感を深くせざるを得ないからである。

しかし、さきほども触れたように、とにもかくにも、1つの大きな構築物というものには何かしっかりした骨組みがなくてはならない。その骨組みとは何であるか。ほとんど全篇をとおしていえることは、4つの基本性質、すなわち、互いに反発し合うか互いに何らか結び合うかの、いわゆる離合の4性質である温質・冷質・乾質・湿質が、入り組んではいるが、大きく包括的に全構築物を貫いていると思われることである。

始源は1つ、それは水という元素、いや空気だ、火だといった一連の自然哲学者たちの一元論的発想から、つぎは火と水というような2つの対立要素を立てる二元論的考え方もある。さらに、それらをそれぞれに結びつける第三者的、中間的元素を立てる三元論的思考も成り立つ。さらにはわれわれに最も身近で、より古き時代の母なる大地である土の元素を加え、結局はピタゴラスの4つの組（τετρακτύς）的元素を提唱した紀元前5世紀のエンペドクレスの4元素説もあわせて、とにかくほかにもさまざまな考え方が古代ギリシアにはあった。が、ここでも結局は、アリストテレスの著作[(5)]のなかに定式化された図式、すなわち、温・乾→火、温・湿→空気、冷・湿→水、冷・乾→土に示されるように、より普遍的で基本的な性質（δύναμις）からそれぞれの元素を引き出してくることになる。しかしながら、自然哲学者や、プラトン、アリストテレスなどが万物の構成要素と考えた4元素の定式化は、ヒポクラテス医学著作篇にはほとんど見受けられない。4元素にかわって登場するのは、『人間の自然性について』に代表して定式化される4体液論である。元素が影をひそめ、体液が前面に出てくるのは、古い医術の経験から知られた体液病理論の考え方、つまり、実際問題として、傷からは出血や粘液の滲出があり、衄血（鼻血）もあり、風邪をひけば鼻汁という粘液様のものが出、黄疸になれば黄色の胆汁が、体内（例えば胃とか腸）に出血とか何かがあれば黒色や赤色の排便があり、マラリアのような熱病にかかると黒色様のものを吐く等々の体液異常があることから、当然、体液は医術に身近なものとなってくる。

結局、水・土・空気・火といった元素よりも、かえってそれらの構成力である４つの基本性質（温・冷・乾・湿）のほうが、頻繁におそってくる熱病やそれにともなう悪寒、さらには体液異常などにきわめて重要な直接的な役割を演ずる。だから、こういう定式のほうが病理論のなかには勢力をのばしやすい。ヒポクラテス医学の著作篇をみて、結局は４つの基本性質が陰に陽にその随所に出てくるのを見ると、これこそ全篇の主要な骨組みであると考えたくなるのも無理からぬことであろう。

しかし、ここで見落としてならないのは、以上のような理屈を全く批判する著作篇が存在しているという事実である。じつは、ヒポクラテス著作篇のなかでも最もヒポクラテス的であると思われる『古来の医術について』では、さきの温・冷・乾・湿の基本性質に集約して哲学説を唱えることを、たわいない仮定として斥けていることである。医家のとるべき道は、すべて個々のことをよく観察・考察し、よりすぐれた治療が行なえるよう、知能と技術を身につけることに徹すべきだということである。医者がいたずらに仮定を立て、この先入見のもとに個々の複雑きわまりない症状に対処するならば、それこそ治療の本質を見誤る本末転倒の見解というべきであろう。よりよい治療を心がけることは、どこまでも丹念な観察から得られる事実的知見に従った方法でなされるべきである。画一的な哲学的独断論をもてあそんではならないはずである。仮定というのは、天体現象や地下の現象など実際に目には見えないことを、類推によってしか探究できない場合にだけ、やむを得ず行なうべきであろう。ところが医術の場合は、よく細かく観察する努力さえ怠らなければ、たいていは何とか知ることができるものなのに、それを一、二の仮定で簡単に処理してしまうことは、いわゆる絵に描いた餅をもてあそぶに等しい。しかしもてあそばれるほうは、たまったものではない。『古来の医術について』の第20章では、4元素説を唱えたエンペドクレスを名指して批判している。これこそはまさにヒポクラテス医学の在り方を如実に示すものだと私は思う。4という教条的な杓子定規に固執して千変万化の病気治療に対することは、医師の職能への怠慢と愚かさ以外の何ものでもない。これは厳につつしむべきことなのだと、『古来の医術について』の著者は喝破した。こういう事実をふまえたからこそ、それまでの医術をまとめ上げたローマの百科全書家ケルスス（紀元1世紀）は、彼の『医学について』の序文に、ヒポクラテスは哲学から医学を分離した、という有名な言葉を書きつけたわけである。哲学の呪縛から医学を引き離したことと、他方では当時かなり一般的だった呪術的な宗教からも医学を解放したことが、人々にはよく知られた事実である（『神聖病について』参照）。『古来の医術について』の著作がヒポクラテスその人であったかどうか正確にはわからないが、この論調は、『流行病』第1巻・第3巻、『空気、水、場所について』にもだいたい共通していると思う。その間の事情はあとで少し触れることになろうが、『流行病』のほうは、どこまでも事実を直截に観察することに徹した最もヒポクラテス的な著作の1つというべきで、いってみれば一種の臨床記録である。

しかし全篇を概観したところでは、最もヒポクラテス的であると考えられる『古来の医術について』の主張にもかかわらず、さきにもみたように、哲学的図式化・類型化の思考が、いかに多くのヒポクラテス医学派の人々を呪縛してきたか、その強さには全く驚くほかない。しかし、こういう一見矛盾した問題点は、この考察がだんだん進むにつれて少しは解明されもしよう。が、これまでのじつに多くのヒポクラテス研究者も、この問題になると十分には解明してくれていないのである。いずれにしても、ヒポクラテス医学派の人々は、ヒポクラテス的な精神を体しながらも、医学理論という学の殿堂づくり、いわばその肉体部分の目に見える構築にあたって、１とか２とか３とか４というピタゴラス的または哲学的な呪縛からは離れられなかったとみえる。結局それは、次にみるような『人間の自然性について』に代表される４基本性質と４体液説に骨組み化され肉化され、これが偉大なローマの折衷的医学体系家だったガレノスに受け継がれた。ここでさらに大きな肉化が行なわれ、かてて加えて中世の天文・占星術の影響を受けたこともあり、あとでみる４図式の一大パノラマの医学体系が中世後半には定着することとなった。しかし、人間の思考のなかに巣くう単純さを求める体系図式化の傾向も、一方で事実を直視し、複雑な事象のなかに個々のちがった要素のあることを直視するという自由な真の科学的精神に養われることがなかったら、意味のない形骸化に終わることになったであろう。ガレノスの医学殿堂の構築物は、こうして近代では廃墟となる運命をたどる。しかしそのガレノスにも受け継がれたヒポクラテスの医学精神は決して廃墟となることはなかった、と私は強く確信している。その説明はあとにゆずるとして、次には、代表的な著作篇のいくつかを、４体液論を中心にごく簡単ながら概観していくことにしたい。

§３．ヒポクラテス医学派の代表的ないくつかの著作篇をとおしてみた４体液説とそれに至るプロセス

『古来の医術について』であれほど教条的な哲学思考が批判さ

れ戒められておりながらも、他の多くの著作篇のなかには、温・冷・乾・湿という４つの基本性質や４体液説が根深く浸透していったことについて、これらは全く矛盾しているように思われるが、それはまた当時のギリシア的思考に深く根差したものであり、哲学説に対して医学説を主張する側としては、同じ土俵で勝負するには４つに組まねばならぬ事情もあったであろう。しかし、それはともかくとして、現存のヒポクラテス全集の諸篇をここでは大きく２つに区分けし、４体液説とそれに至るプロセスを概観してみるにしよう。

（１）４体液と４基本性質を基調とするもの

（ａ）『人間の自然性について』

この篇では、４体液（血液、黄胆汁、黒胆汁、粘液）と４基本性質（温・冷・乾・湿）とがすっかり定着しているように思われる。ここには４つの熱（稽留熱、毎日熱、三日熱、四日熱）も登場してきている。しかしこの篇の第１章では、４元素を云々（うんぬん）する哲学者流の見解がはっきり退けられており、実体を哲学的に思考することと、医学上の知見をもつことに、はっきり一線を画している点、また水とか火とか空気など、一元論的な見解をとる者を鋭く批判している点が印象深い。さらに第２章では、人間が単に一元論的に血液だけから成り立つ、いや粘液から、いや胆汁からと主張する者に対しても、病因的な観点からその非を述べている。病気という不調和・不均衡は、一元論からは説明しようがないからである。まず相異なるものがあり、それら少なくとも２つのもののバランスがとれないことから病気がおこるものだからである。ここではまた、一組の対応は、春・夏・秋・冬の４つの季節に対応するよう２倍になっており、これら人間生活に重大な関係をもつ季節に対応して、４基本性質、４体液があげられている。第７

章にみられるように、同じ薬によって、春には血液を多く吐き、夏には（黄）胆汁を、秋には黒胆汁を、冬には粘液を多く吐くということから、これら４つの季節に４体液が対応しているのだ、という意味のことが述べられる。熱の出る原因は、当然熱い体液である胆汁ということになるが、この胆汁の多い少ないによって、稽留熱、毎日熱、三日熱、四日熱の区別がおこることも指摘される。こういう叙述の仕方には、図式的なものがかなりはっきり前面に出ているように思う。

ガレノスは、この著作の第１～８章の部分がヒポクラテス自身によって書かれた画期的なものだと述べ、ここに出てくる４つの図式論の上に、自分自身のさらにドグマティックで大規模な医学体系を打ち立てた(6)。が、今日の大方の見方は、この篇をヒポクラテスの娘婿にあたるポリュボスによって書かれたものとしている(7)。『古来の医術について』を最もヒポクラテス的な著作とするならば、『人間の自然性について』のなかに述べられたものが、形の上ではかなりちがった見解であることをわれわれは認めざるを得ない。しかしこういうことは、例えばソクラテスとその弟子プラトンの場合、師ソクラテスを祖述しながらプラトンの哲学体系がかなり形のちがったものに肉化していったことを思いおこしてみると、その間の事情は多少うなずけよう。

ところで、『人間の自然性について』から得られる図式としては、以下のものを得ることができよう。

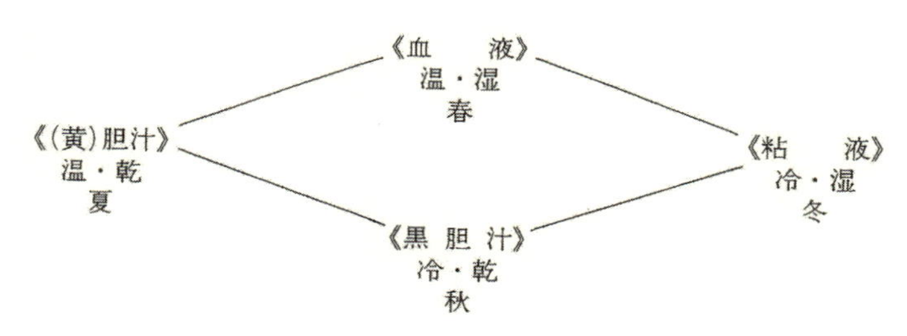

（b）『健康時の摂生法について』、『箴言』

「反対のものは反対のものによって治す」(Contraria contrariis curantur) というラテン語による定式化は、医療上の有名な決まり文句になっているが、熱のあるときは反対に冷やして治すという対症療法は、アルクマイオンが定式化して以来、ピタゴラス的調和の理論ともあいまって、古くからよく唱えられてきたものである。いわゆる健康な生活をする要諦もこの原則を重んずべきであって、この著作篇も、さきの『人間の自然性について』と同様の趣旨に沿って書かれた。その証拠に、例えば、第1章の「冬はできるだけ多く食べ、できるだけ少なく飲むこと」という言葉は、飲食物をとおしての健康法を示唆しており、冬は、上の図表にも示されているように冷で湿だから、多く食べて温を体に入れてバランスをとり、少なく飲むことによって乾とし、冬本来の湿と相（あい）和するようにすべきである、というのであろう。ちなみに、リトレによっても、『人間の自然性について』と『健康時の摂生法について』はともにポリュボスの著作とみられている[8]。

『箴言』の場合、これも上の2篇と同じような考えが基調になっているとみてよい。例えば、血を放出すること（刺絡、瀉血）は春に行なうとよい、という第7章第53節の示唆は、1500年あまりあとの『サレルノ養生訓』にも受け継がれた重要な瀉血法である[9]。上の図式にもあるように、春は血液の多くなる季節であるための対症療法であろう。

『人間の自然性について』と同種類の4体液が述べられている著作篇はほかにもいくつかあるが（例えば『内科疾患について』)、ここでは以上の考察にとどめおきたい。

（c）『疾患について』、『生殖について』、『疾病について』第4巻

同じく4体液といっても、『人間の自然性について』の場合とはいささか異なり、（1）『疾患について』では、胆汁・粘液・黒胆汁・水の4体液が第36節にあがっており、（2）『生殖について』第3節は4つの種類として血液・胆汁・水および粘液が記載され、（3）『疾病について』第4巻第1節にも順序はちがうが（2）と同じ粘液・血液・胆汁・水があげられている。

『人間の自然性について』の粘液・血液・黄胆汁・黒胆汁の体液説をヒポクラテス自身の説と考え、それを後世に継承していわゆる4体液病理説として定着させ、その後千数百年にわたる権威を保ってきたのは、ガレノス医学であるが、『人間の自然性について』の著者は、ガレノスが考えたようにヒポクラテス本人ではないにしても、ヒポクラテスの娘婿のポリュボスと考えられ、つまりはコス学派に属しているのだが、以上の3篇はコスに対するクニドス学派系の著作と考えられる。しかしコスとクニドスはライバルとはいえ、交流もかなりあり、互いに影響し合わないはずはなかった。

ところで、以上の3篇をとおし、（1）と（2）（3）との間には1つだけちがうところがある。が、三者とも「水」を4体液中の1体液としていて、これがコス学派に属するポリュボスの体液説にはないものである。これは、きっと水腫（腹水を主とするもの）の症状を非常に重くみたクニドスの医師が、水を集める疎なる臓器として広く認められていた脾臓（例えば『疾病について』第4巻第26節（57）、『婦人病』第1巻第61節参照）をその源としたことは明らかであろう。これは、経験的な診断からすればいちおう納得のいく見解ではあるが、結局は定着しなかったと思われる。

それはさておき、4体液とはいえ、『疾患について』の第1節は「人間にとって疾病は、すべて胆汁と粘液の作用でおこる」と明言しており、この主張は、前後にあげた諸篇、および『疾病について』第1巻、その他とも共通しており、古代ギリシア医学において「2」という基本的対立要因の考えがあらゆるところに浸透していることがわかる。この対立を基盤に過不足なき調整・調和をはかるところに健康の要諦がある。では黒胆汁とか水とか血液はどういうことになるのか、という問題が残る。黒胆汁は胆汁からわかれてきたものと濃厚なもの、水はすべてに共通する基本、では血液は、というと、これはやはり生命の維持媒体ということになるのであろう。しかしそういうものの相互関係などがそれぞれの医師の理論形式の重要な素材となることは確かであろう。

（2）4体液論より以前に書かれたとみられる著作

さきに述べた（1）の諸篇よりも以前に書かれたと思われる著作のなかで、最も古くて価値も高いと評価されるものに、『神聖病について』、『予後』、『流行病』第1巻・第3巻、『空気、水、場所について』などの数篇がある[10]。定式化された4体液説に至る初期または過度的な前段階グループのものと考えられる。

（a）『神聖病について』

この篇で有名なのは、いわゆる癲癇（てんかん）に対するじつに明解で卓越した見解である。ここには、当時の抜きがたい頑迷固陋（がんめいころう）な宗教的・呪術的偏見に対する完膚なきまでの鋭い批判と知見が見事に表明されており、ヒポクラテス著作篇の中でも、その格調の高さにおいて高く評価されているものである。癲癇は、何も神からおくられる特別な病気ではなく、一般の病気と同じく、ある体液的原因でおこる病気の1つにすぎないと喝破し、この病気の説明をとおして、医学を宗教的慣習の呪縛から解放したが、その意味はきわめて大きいといわねばならぬであろう。またここでは、体の最も重要な器官が脳であると断言している。同じヒポクラテス著作篇とはいえ、『肉質について』では、熱分の最も多い心臓が最も主要な器官として重視され、それとともに、4基本性質のなかでも熱（温質）が中心的存在とされる。熱のほとんど一元的な重視に対し、この『神聖病について』では、粘液と胆汁という相(あい)対立する2体液論が述べられる。ここには血液もときどきは登場してくる。ところで、粘液と胆汁の2体液重視のなかでも、温・冷・乾・湿の4基本性質は、やはりそれらの基調をなすものとして重んじられている。

それぞれの体液にそれぞれ特有な臓器を対応させることは、あとになって定着する問題であるが、この篇では、脳と粘液の関連がはっきり述べられているように思える。粘液があふれ、これにおかされた脳は、その余分の粘液を分離し、これが下にさがって泡を吹く癲癇症状やほかの症状となる。しかし第15節（これはリトレの番号で、ジョーンズ版では第18節）で述べられているように同じ癲癇患者も粘液性のものによるか胆汁性のものによるかで、同じ脳におこる混乱状態もちがうという。すなわち、粘液による場合は、平和的で、叫んだり騒いだりすることはないが、胆汁による場合は、挙動が粗暴で凶悪な行為があるというのである。しかし次の第19章では、脳に知性・理解力を与えるのは空気（プネウマ）であると述べている。このように脳はいろいろのものによって作用を受けはするが、『疾病について』第4巻の第4章にもあるように、脳―粘液の結びつきはだんだんに定着していった。

次は、吹く風（北風とか南風など）と神聖病（癲癇）との関連であるが、これは、例えば第16章における南風の影響にみられるように、南風は湿っているため、粘液をさらにあふれさせるので、この風は粘液の病気をおこすものになるといわれる。

さらにこの篇で、粘液質、胆汁質まではよいとして、肺癆質、脾病質など4つのものが遺伝的なものとして登場していることも、念のため付け加えておきたい。

（b）『急性病の摂生法について』、『流行病』第1巻・第3巻、『予後』

これらの篇では、主として胆汁と粘液、それに付随的に血液の3体液が述べられる。黒胆汁が一枚加わって4体液になるということが、『急性病の摂生法について』第16節（61）、『流行病』第3巻第14節に唐突に述べられるはするが、これらは前後関係からするとかなり不自然であり、何か後人による注解であったとも考えられる。それはともあれ胆汁にはいろんな色のものがあって、黒いのも黄色いのもそのただ1つにすぎないのである。

ところで、こういう3つの体液は、4体液説がかたまっていく前段階のものといってよい。季節を例にとるなら、紀元前5世紀中頃までは、春・夏・冬の3季節がかえって一般的であったが、それ以後は、春・夏・秋・冬という4季節が一般化した、といういきさつで新しく夏から秋がわかれ出たように、体液のほうも、それに応じて胆汁（夏に対応）から黒胆汁がわかれ出たのだとする見解がある[11]。それにアリストテレスの『問題集』第30巻の第1章にある憂鬱症（メランコリー）に対するのと同じ考えが、黒胆汁という第4番目の体液説を生み出すもとになったとも考えられる。さらには、医学所見から、肝臓をその座とする胆汁による黄疸症状の病気と、黒胆汁を嘔吐・排出するマラリア性熱病のときにおこる脾臓部肥大症状とを分けることにもなったのであろうか。

いずれにしても、病気の場合、つねづね経験的に、外見上の特徴としてみられる鼻汁の分泌、種々の嘔吐、その他の異常な（黒色・赤色・白色の）大小便、鼻血、外傷による出血、等々、いろいろな種類の異常がみられるが、最初はやはり何か２つのものが対立し、この２つの対立要因として、主として粘液・胆汁の二元的体液論が生じ、そこにまた何らか生命や健康を与える指針としての血液が付随的に登場してくるというメカニズムがあることもうなずけよう。以上みた大体のプロセスは、何もヒポクラテス医学派の発想というよりも、さきにみたごとく、ピタゴラス学派やその他の人々の間にもかなり浸透していた古くからの考え方だったとも想像される。

ここで、二元的、三元的、四元的と発展していく考え方に対し、他方一元論的な考え方も根強く残っていることを注意しておきたい。例えば、さきにもみた『肉質について』のなかには、１というものに対していだくギリシア的な思惟のノスタルジアのようなものが感じられる。ここには、温質の一元的優位性、温の基本性質をもつ空気の優位性がとくに強調されているからである。ヘラクレイトスとアナクシメネス的発想の影響が強く感じられる著作篇であるといえよう。

（ｃ）『空気、水、場所について』

この著作篇も、ヒポクラテス全篇のなかでは最も古く価値も高いとされ、４体液説が定着する以前に書かれたものであろう。最もヒポクラテス的と私には思われる『古来の医術について』にみられる論調が、この『空気、水、場所について』にもかなりうかがえるのは興味深い。

すなわち、空気といっても、いわゆる哲学者のいう元素としてのいわば抽象的単一の空気ではなく、もっとはるかに具体的で、風土的・環境的な空気、すなわち湿った空気、乾いた空気、清らかで澄んだ空気、汚染された空気など多種多様な空気があり、これらが人間の健康とか病気に大きな影響力をもつ重要なものというわけである。ちなみに、古くから人々を悩ましつづけたマラリア（熱病）という言葉は、ずっと後のMalariaというイタリア語からきているが、事情は古くても新しくても同じであった。すなわち、mal（悪い）aria（空気）という意味で共通していたが、南イタリアなどちょっと放っておくとすぐ泥沼化して悪い空気（いわゆる瘴気）は充満してしまうことから、この種の熱病がはびこると考えられた。こういう古くからの考えが、後世たまたまMalariaというイタリア語の言葉に結晶したにすぎないのであろう。が、一方また、暖風・熱風・寒風などの吹く空気ということになると、ますます複雑に季節や方角などとも関係してこよう。

さらに他方、この篇でいう水も、やはりこれは元素としての単純化された水ではなく、生活にそのまま直結した水であり、健康によい水もあれば悪い水もあって、われわれの生活にとっては本質的にそれぞれ異なった重大な関わり方をするものである。重い水、軽い水、軟水、硬水、味のいろいろちがう水、雨水、沼水、泉の水、等々。また水源が日の出に面するところから出る水が最もよいと第７章に述べられるが、こういう記載をみてもわかるように、方角も重視される。もちろん、東西南北という４つのパターンはあるにしても、とにかく、また住む場所がそれ自体として問題になってくる。第12章以下には、アジア、ヨーロッパ、その中間、それぞれに住む人たちの体格・性格・風習など、総じて風土的なちがいの生じてくることが述べられる。例えば、第16章においてしめくくってあるように、一般にアジア人は非戦闘的で温和な性格をもつが、これは、その比較的おだやかで急激な変化にとぼしい季節・土地柄にもとづくものとしていて、ヨーロッパ人の勇敢な戦闘気質や忍耐強さや狂暴性などと対比される。

以上、空気、水、場所に関して述べたが、私のこの小論の主題である体液に関していえば、胆汁・粘液という記載がこの篇の例えば第4節とか第7節に見える。胆汁・粘液が病気の因をつくる体液であることを述べている点で、相反するこれら2つの体液の調和・不調和を健康・病気の大きなファクターとする2体液論調がここにはみてとれる。また当篇第10章には、メランコリーや血液の記載もあるが、このメランコリーは、黒胆汁の分類としてではなく、胆汁質の人が時としておちいる症状として述べられており、ただ付随的な記述の感をまぬがれないものである。

§4．４体液と４気質の関係

4という数の呪縛は、陰に陽にピタゴラス学派のテトラクテュス（4つ組）、エンペドクレスの4元素説、ヒポクラテス医学派の4体液説、プラトン、ことにアリストテレスという権威によって定式化された4つの基本性質などにみられるように、すべてこれらギリシアの代表的な学者たちをとらえた。彼らは、4という数を以上の意味にはじめて自覚的にはっきりとり上げたとはいうものの、ずっと古い以前から何らかの萌芽の形であったものを、いわばそれぞれの学問の骨組みにしたわけであろう。4の起源をかなり古くエジプトの発想に求める見方もあるが[12]、三角といい四角といい形の象徴的な意味も含めて、とくに安定的な4という数が、その後の中世世界の主な分野にわたっていかに浸透したかは、次の図式をみるとよくわかるであろう。古代の終わりから中世後半にかけ、キリスト教ヨーロッパ世界・イスラム教アラビア世界をとおし、占星術的な思考がもてはやされるようになったが、この図式でそれをよくあとづけることができる。ある意味では、以下の4体液のパノラマ的な図式はヒポクラテス的見解からはかなりほど遠いものとはなったが、4体液は4気質と全く対応して12世紀ごろにはそれが定着し(13)、現代に至るまでいろいろなニュアンスをもって用いられるようになった。確かに、ヒポクラテス医学派の著作のなかにも、４体液質（４気質）の萌芽は、ところどころ（『神聖病について』、『空気、水、場所について』、『急性病の摂生法について』、『流行病』第３巻、等々）に見えはする。が、まだ中世後半や近代的意味での気質にはかたまっていないことを注意しておく必要がある。何はともあれ、次に示す図表(14)は、４体液（色と味）がそれぞれ４つずつの基本性質・元素・体液質（気質）・臓器・１年の区分・１日の区分・人間一生の区分・熱病・黄道12宮・音調・キリストの使徒・惑星などとどう関連し合っているかを示す盛り沢山のパノラマ的図式である。

４体液から４つの気質のタイプを類別していくことは、一般にガ

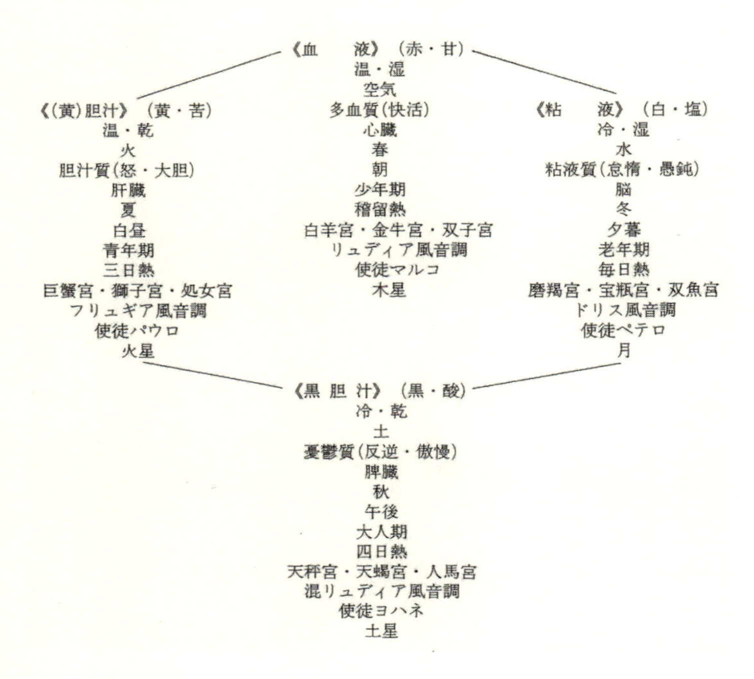

レノスが行なったようにいわれている。これには問題がある[15]。またそれなりの理由もあると思う。というのは、ガレノスは、その厖大な著作のなかで、魂の心的能力が体のなかの混和状態の結果としてある、という論旨で小論文[16]を書き、以上のことを根拠づけているからである。ここでの混和（κρᾶσις）は、4つの基本性質（温・冷・乾・湿）の割合・比率によっているが、体液はこういう性質の割合によってできるのだとすれば、結局は体液によって心的状態・能力、いわゆる気質が関連づけられていくことになろう。物質そのものについても、ガレノスがその第3章で述べているように、本来の無性質・無能力である物質に4つの基本性質が付加することによって（ここにアリストテレスの質料（ヒュレー）と形相（エイドス）の考え方が強く反映しており、そのためガレノスはアリストテレス的であるといわれる）、あるものは金属となり、その金属はまた基本性質の割合によって、あるものは鉄、あるものは金・銀といった性質・能力のある金属になるという次第である。人間の場合は、プラトンのいわゆる魂の三分法をとり上げ、1つの座は肝臓に、1つは心臓に、他の1つは脳にという人間の主要器官にそれぞれの能力を配することが論じられた、とガレノスはこの章のはじめにいっている。プラトンの場合は、その『国家』篇のところどころにみるように、人間の種族をも三分して、頭脳明晰で愛智的精神に富む階級を最上位におくいわゆる哲人王の政治思想が生まれたが、とにかく、臓器と人間の心的状態（または、能力）との古くからの関連[17]が、上の図表にあるような粘液—脳、血液—心臓、（黄）胆汁—肝臓、黒胆汁—脾臓という体液と臓器の関係へと定着していった。

ヒポクラテス医学の場合は、さきにも季節の三分法から四分法への変化について述べたときのように、やはり医学的な見地からは、黒色胆汁は秋によく吐かれること、また心窩部の疾病（例えば『流行病』第4巻の第16章）があること、脾臓の病的肥大については、やはりプレアデス星の没する秋のこととして、例えば『流行病』第4巻の第13章や第20章にも述べられているところから、黒胆汁と秋の対応ができ上がった。こういう具合で、臓器と体液と季節の対応が進み、しかも『空気、水、場所について』や『神聖病について』、『箴言』などいろいろの著作篇にもみえたように、体液と気質の関係もだんだん定式化し始めた。

さきにもその名をあげたアリストテレスの偽作『問題集』第30巻第1章に一般化されたメランコリー（憂鬱症、＜ μελαγχολία）と黒胆汁（μέλαινα χολή「黒い胆汁」）の関係が一役買っていると思う。アリストテレスは、ここで言葉の関係にも示されているような体液と気質の問題を論じているわけでは決してなく、憂鬱症の人の特異性を、英雄ヘラクレスや哲人ソクラテス、プラトンの名まであげて説明しているのである。が、とにかく、μελαγχολία と μέλαινα χολή の言葉の密接な関係にも示されているように、中世にはいり、こういう体液と気質の関係に占星術的な影響も一段と加わり、人間の性格を四大別して、特異な惑星の性質にまで関連づける傾向が強まった。マクロコスモス（大宇宙、星の世界）とミクロコスモス（小宇宙、人間）とを共感させることが広く行なわれるようになった。12世紀には、いわゆる4体液―4気質の関連がすっかり定着した。いわゆる多血質の人たちは、上の図表にも少し出ているように、バラ色に美しく輝く顔貌とつややかな皮膚をもち、肉太りで陽気、好奇心が強く話好きで酒宴のような騒がしい場所を好む性格であるが、（黄）胆汁質の人は、大胆・不適、怒りっぽくて、何事にも偉大であり他を凌駕することを求める。彼の顔色は黄色をおび、皮膚はつややかというよりも反対にかなり乾燥していて、肉付きは痩せ型である。また憂鬱質の人は、寝食を忘れて勉学に励み、また何事にも満足することなく、しかも妬み深く、自己顕示欲も強く、臆病そうにみえてじつはなかなか傲慢であり、沈鬱・悲痛な気分にひたることが多く、色は浅黒い。それに対して粘液質の人は、動作がおそく、怠慢で、鈍感・愚鈍、よく眠り、ぶよぶよ太っていて色は白い、といった有様である[18]。

以上のような体液からくる人間の性格描写は、近代の15～17世紀（17世紀はじめには、イギリスでa comedy of humors「気質喜劇」が流行した）になると、自由に種々の喜劇や悲劇の題材に取り入られ、それが結局は何かおかしみをもったいわゆる諷刺的諧謔・滑稽化をあらわすほうに向かった。そして最後に、近代・現代で言うユーモアの意味が登場してくる。どんなことにも、すべて余裕をもって楽観視できる心のゆとりである。さて、ラテン語で「体液」というとhumor（フーモル）（英語humor（ヒューマー）、ドイツ語Humor（フモール））であるが、英語・ドイツ語とも「気分・気質」の意味がある。悪い機嫌のとき、例えばドイツ語ではschlechter Humor（悪い気分）とちょっと洒落ていう場合があるが、日本語などで「よい天気だ」ということをただ「天気だ」という場合があるように、気分のほうもHumorという言葉だけでドイツ語では「上機嫌」の意味がある。そういうゆとりあるこちらの気分は、当然相手方を、また文学の場合は読者を軽快で明るい気分にさせ、ユーモアを解するセンスある人柄をそだてることになるというものである。

§5．結び：ヒポクラテスの医学精神とソクラテスの哲学精神

以上、4体液を中心テーマとして、ヒポクラテス全篇をとおし、いろいろな問題を簡単ながら概観してみた。が、この年代については、これまでも多くのヒポクラテス研究者たちが、それぞれの著述のなかにとり上げてきた。しかし長年にわたり種々雑多なものをとり込んできたヒポクラテス全著作篇自体のなかに判然と

しないものがあるために、彼ら研究者の所説も図式もまちまちになった(19)。確かに、彼らの図式化、類型化は、ものを整理するのに便利であり魅力的であるが、元素と体液を整然と対照的に並べようとすることは、ヒポクラテスの真意に反していると私は思う。プラトンは、主として『ティマイオス』(20)のなかで、アリストテレスは『生成消滅論』その他の著作で、４元素や４基本性質を論じたが(21)、この世のものの構成要素がそのままただちに人間をも構成するという４元素構成論の考え自体が、主なヒポクラテス著作篇には、ほとんどとり上げられていないことをわれわれは注目しなければならない。ヒポクラテスの医学精神は、本来そういう哲学体系的な思考に向かうものではなかったからである。

彼の医学精神とは、人間の体と医師独自の術に即し、病因への知見と病気治療に即してねり上げられていくプロセスのなかでのみ養成されるものである。ここでは、単純な、また安易におちいりやすい類型化・体系化は、第二義・第三義的な意味しかもたないものだった、と考えるべきであろう。『空気、水、場所について』のところでもあげたように、同じく空気と水を扱う場合も、医学上、元素論者のような扱い方をするわけにはいかなかったのである。ヒポクラテスは、じつに多くの国々を旅し、いろいろちがった気象状況の下にある土地土地の様子を種々の角度から観察し、その多種多様な経験的事実をもとに治療の知見と技術をねり上げた。一般には、経験は雑多で、それは統一的な学を形成しえないといわれるけれども、「人生は短く、術の道は長い」と『箴言』の冒頭にもあるように、少しでも医という術をみがこうというヒポクラテスの医学精神さえあるならば、それは、決して机上の空論的学問づくりに走りやすい傾向をとることはないであろう。医療に精神を没入させようとすることは、雑然とした経験的事実に埋没するのでは決してない。それは、崇高な一貫性のある精神と、鋭くまた温かい人間精神の知見・知恵をそなえ、無意味なものではない「何かある意味のあるもの」(τι) を予感し、それを一貫して迷わず目指し実現しながら一歩一歩向上していく術の道なのである。

ところで私は、ソクラテスがプラトンやアリストテレスのような壮大な学問体系をつくらなかったからといって、ソクラテスをプラトンやアリストテレスよりも価値が低いものとは決して思わない。いや反対に、ソクラテスの体系化されない哲学精神のほうに、はるかに私は心をひかれる。千万言をついやしてつくられたプラトンやアリストテレスの肉化された哲学体系より、体系理論化するにはあまりにも多様である人間の魂の問題をじっと見すえ、一貫した人間教育に実践的に生涯を捧げたソクラテスの姿に、より感嘆の気持ちを禁じ得ないのである。このソクラテスの姿と、他方では、人間の主として肉体の病気という不幸な事態に直面し、奴隷たると自由都市市民たるとを問わず、終始、人間医療という実践に身を挺し、神の配剤を自然性に求め、究め難い医の技術を少しでも高めつづけたヒポクラテスの姿とには、最も奥深いところで共通する根があることを感じとらないわけにはいかない。ソクラテスは、哲学精神によってただただ魂が浄化されることを求め、その魂の浄化をとおして節度ある善美の生活を送りたいと願った。そのソクラテス亡きあとは、彼の偉大な生命の軌跡を理論づけたり実践したりしようとした弟子プラトンや、また多くのいわゆる小ソクラテス派と呼ばれる人たちが出て、まさに澎湃(ほうはい)とした各自の華々しい有形無形の哲学がおこった。このことはヒポクラテスの場合にも同様にいえることではなかろうかと思う。ヒポクラテスと彼の影響力を考えてみるとき、彼の医学精神を受け継ぐと自負した小ヒポクラテス医学派の人たちが数多くあらわれたにちがいない。それらの人々が、それぞれ師に則(のっと)ると考えた自分の観察と理論づけをしたことから、現代に残るヒポクラテス全集中の多種雑多な著作篇も生まれてきたと思う。しかし真実なものはどこまでも単純なところにある。とはいえ、この単純さは、類型化・形骸化の硬直化しやすい１とか２とか３とか４という外面的な単純さではなく、魂や肉体を抑制・節制・浄化し、美しく調和的にする内面的な単純さなのである。この点、決して本末転倒に考えてはならないと思う。

古代ギリシア人の多くは、各自が比較的独立自由の気概が強く闘争的で、１人が水を元素というと、その弟子であるはずの他の人たちは、いや空気だ、いや火だ、……といって対立し合うことが多い。しかしまた、こういう思考と言論の自由が、いろいろなものを生み育ててもきた。まさにヒポクラテス著作篇のなかにも、こういうギリシア世界の独立自由の思考がしばしばみられる。それぞれは一見矛盾すると思われる思考の混在であるとはいえ、しかしこの自由な混沌（χάος）[22]・混在のなかに、われわれは珠玉のヒポクラテス精神の光りを認めることができなくてはならない。が、また他方では、そういう精神がどういう体液論にも安易に形骸化させない自由な内実の生命の息づく節度ある医学者としてのヒポクラテスの精神を見究めるべきであると思う。

上の議論において、私は、何か一連の自然哲学者たちの元素論を、安易な類型化・体系化への道と決めつけるような印象を与えたかもしれないが、それは私の本意ではなく、元素を１つとして、それぞれ水とか空気とか火といったタレスやアナクシメネスやヘラクレイトスも、じつはそれぞれに深い哲学的思索の根源からそう発言したはずなのであって、ともすれば、そういうものを肉化し形骸化し安易に類型化してしまう責めは、その周囲の者たち、言いかえれば世間の人々にあるともいえよう。われわれは、この自由な思考に立って、つい形骸化に走る傾向を自ら戒めながら、ヒポクラテス医学派の諸著作を見つめる必要があると思う。

注

（1）紀元前6世紀に活躍したと考えられるピタゴラスは、紀元前5世紀にはすっかり伝説的人物となった。ピタゴラスと同時代の資料としては、クセノファネス（H. Diels ：“Die Fragmente der Vorsokratiker, 7. Aufl. hrsg. v. W. Kranz.”3 Bde. (1954). 以下略してDK. DK21, B7）、ヘラクレイトス（DK22, B40）、エンペドクレス（DK31, B129）、ヘロドトス（DK14, 2）、キオスのイオン（DK36, B2）、その他にごく簡単な記載があるにすぎないが、紀元前4世紀のいわゆるアカデメイア派の資料の方はかなり詳しい。主にプラトン、アリストテレスの文献をとおしてであるが、ピタゴラスその人についての言及は、プラトンでは1回きり（『国家』篇600B）、アリストテレスの厖大な著作のなかですら2回きりだが（『形而上学』986a30、『弁論術』1398b14）、しかし、数とか和音のこととなると、すべてがピタゴラス学派に関した記載である（プラトン『国家』篇529C-D、530D；アリストテレス『形而上学』第1巻の第5章、第8章、等々、例えば985b23ff.,『天体論』290a8）。

（2）クロトンのアルクマイオンについては、cf. DK 24 A 3、B4、etc を参照。

（3）ヒポクラテス著作篇の1つ『人間の自然性について』の第1章〜第3章には一元論的見解がしりぞけられている。ヒポクラテス医学派では1は消極的な意味しかもたないようであるが、§3-2-bでもふれたように、例えば『肉質について』では、4基本性質のなかの熱（温質）という一者の優位性が積極的な意味をもって前面に出てくることもある。

（4）ガレノスの折衷的・混合的医学体系は厖大なギリシア語原文（ラテン語訳）の全集20巻（Claudii Galeni opera omnia, ed. C. G Kühn. Lipsiae 1821-33）におさめられている。ガレノスの折衷医学については、E. Schöder：“Das Viererschema in der antiken Humoralpathologie” (Sudh. Arch. Beihefte, Hefte 4. (1964))、VI. Galen (S. 86-95) を参照。

（5）アリストテレスの諸著作、例えば、『気象学』、『動物発生論』などに散見されるが、なかでも典型的に述べられているのは、『生成消滅論』第2巻・第3章330a30-b5においてである。

（6）cf. E. Schöder：Das Viererschema in der antiken Humoralpathologie, S. 17.

（7）cf. K. Deichgräber：Die Epidemien und das Corpus Hippocraticum (1933), S. 105ff.

（8）É. Littré：Oeuvres completès d' Hippocrate, tome 1, p. 350.

（9）本書の『サレルノ養生訓』第89章（瀉血の効用）～第99章（安全静脈の瀉血）参照。

（10）cf. E. Schöder：Das Viererschema in der antiken Humoralpathologie, S. 46.

（11）cf. W. Muri：Melancholie und schwarze Galle (Mus. Helv. 10. (1953)) S. 28.

（12）ch. Hekataios (DK73, B6, B7), C. Allbutt：Greek Medicine in Rome (1921) p. 133.

（13）J. V. Wageningen：Die Namen der vier Temperamente (Janus 23 (1918)) S. 54f.

（14）cf. R. Herelinger：Die Milz (CIBA-Zschr. 90, Bd. 8 (1958) 2982-3007.)

（15）cf. J. V. Wageningen, S. 54f.

（16）cf. Claudii Galeni opera omnia, tomus IV, p. 767-822

（17）cf. Philolaos (DK44, B13)

（18）本書の『サレルノ養生訓』第８３章（多血質の人たち）～第86章（憂鬱質の人たち）参照。

（19）例えば、血液に基本性質と元素を関連づけるとき、Singer（Ch. Singer ： A short history of medicine（1928）fig. 13）では、「血液―温・乾―火」となっているのに対し、Berns（J. Berns ： Über das physiologischen Denken in den Schrifften des Corp. Hipp.（Med. Diss. Münster 1949）S. 19, Abb. 1）では、「血液―温・湿―空気」となっているというように、この種の不整合は、研究者たちのあいだにかなり見受けられる。

（20）プラトンの晩年の対話篇『ティマイオス』32B-C， 48B， 49B-C， 53C， 82A-B， 88D， 等々参照のこと。

（21）アリストテレスについては、注（５）参照のこと。

（22）É. Littré:Oeuvres completès d'Hippocrate， tome 1， p.64.

第２章　ヒポクラテス医学の哲学的背景

要旨

1．「知恵を愛する」哲学ということ自体、また同時に「良いことをする心」に通じている。sicence（知ること）とcon-science（良心）２つの言葉の密接な関係がそのことを示している。
2．上の１．を示すものとして、医学の上では次のことがある。すなわち、ヒポクラテスは知恵を愛する哲学精神と立派な医療を行なう実践的な医術精神を同時に具えていたことが挙げられる。
3．「魂の浄化」でもあった哲学は、古代ギリシアの知的に純粋な人たちの心をとらえ、そこから一種の普遍的な自然哲学論が展開された。ヒポクラテス医学においても、人間の普遍的な自然性を知るということから体液病理説が生まれた。
4．しかしこれらの体液病理説は、哲学的原理から思弁的・抽象的に導き出されたものではなく、古くから人間が経験してきたことをよく観察・吟味した結果として得られた生活上の知恵であり方法であった。ヒポクラテスは医学を哲学から分離したというが、医学の独自性はこの学問の地位を高め、それがかえって真の哲学的な気高さを吹き込むことになった。が、サレルノ養生訓にもあるように、ヒポクラテス医学の真骨頂は自然の食養生であり、人間の自然性をとおして自然と共感することであることを忘れてはならない。

§１．はじめに

ただいまご紹介いただきました大槻でございます。私は、田中美知太郎という――皆さんの中にご存じの方もいらっしゃると思いますが――先生のもとでギリシア哲学を専攻いたしました。しかしその後、私が勤めたところが薬科大学という関係もあって、結局は、ヒポクラテスやディオスコリデスやガレノスという古代ギリシア・ローマの医師たち、さらに同じギリシア思想の流れを汲む中世時代の錬金術師たち、近代ではパラケルススという医師やケプラーという天文学者などに非常に興味をもつようになり、いろいろとその方面の著作や翻訳をしてまいりました。今日は、その中でも特にこの研究会にふさわしいヒポクラテスについて話すことになりますが、ギリシアとなるとどうしても皆さんになじみのない文字を使わなければなりません。が、できるだけ有効にこの黒板を使いまして、聞き慣れていらっしゃる英語と関連させ、できるだけわかり易くお話をするつもりですので、ご諒承ください。ギリシア文字というとどうしても皆さん何かと親しみにくく、私が１週１回の割りで講義に出かけている女子大の一般教養科目の「哲学」なども、毎年、最初の週は百数十人ないし二百数十人ほども聞きに来るのですが、ギリシア語をいろいろ引用しますと、自分自身ではまあ満足している講義でも、次の時間には３分の１ほどに激減するという有様です。このほうがかえって少数尖鋭で講義はし易く、提出のリポートを読んだり、試験の採点をするときにはかなり助かるのですが、いくぶん淋しくもあります。学生の申しますには、やはりギリシア語やラテン語に圧倒されるらしいのです。しかし今回は１回かぎりの講演ですので、次は激減するかもしれないと心配する必要はありません。そういうわけですが、どうか１時間を努力しておつきあいくださるようお願いいたします。

ところで、はじめてこの学会から講演依頼の手紙をいただいたとき、仮題ではあるが何とか「ヒポクラテス医学の哲学的背景」という題で話をしてくれないかということでした。しかしこういう席で哲学的背景を語るのはどうもかたすぎはしないか、といささか抵抗感がございました。そこで当然いろいろ別な題を考えてみたのですが、どうもやっぱりこの題が一番ぴったりしていると思い、このままの題でお引き受けすることにいたしました。

§2. 哲学（philosophy）の意味について

それでは私がこれから説明していく哲学について、英語とそのもとになっているギリシア語から話を進めていきたいと思います。英語でphilosophyというと――例えば今の高校生でもmy philosophyを「私の哲学」と訳すと受験に失敗するぞと、ある予備校では教えるそうで、これは「私の人生観」と訳さないといけないということなんですね。しかし日本語で「人生観」というと、確かに私どもは、誰でも自分の人生観、つまりmy philosophyをもっているわけです。哲学というとかたい感じですが、人生観なら自分の生き方の問題ですから、親しみ易いし、哲学より人生観と訳すほうが適切である場合が多いのも事実です。しかし同じ英語のphilosophyでも、例えば今から300年ほども前のニュートン時代ですと、そのころの「哲学雑誌」、つまりphilosophical magazineの内容は数学とか物理学の力学的論文が多く、当時が近代の思想をリードする近代力学を重視していたことからも、哲学の知恵をそういう分野においたことはうなずけると思います。時代時代によってかなりニュアンスは違いますが、しかしphilosophyは、その言葉自体が示しますように、philo-（愛）と-sophy（知恵）、つまり「知恵を愛すること、知への愛」ということです。時代時代でどのように変わろうと、「知」という基本の意味は変わりません。それではこの「知」というものが、ヨーロッパにおいて、とくにギリシア・ローマにおいて思想史の上でどのように重要な意味をもってきたか、それからまたこの話の主題であるヒポクラテスの医学において、どういう意味をもったかということについて、これから説明してみたいと思います。

§3．「知ること」(science) と「良い心をもつこと」(conscience) について

私どもは「サイエンス」という言葉をよく知っております。scienceは英語です。しかしこれは前綴りにsci-とあるように、じつはラテン語のscio（知る）という意味から来ております。この「知る」ですが、近ごろ「政治の倫理」とか「医の倫理」とか申しますが、「知ること」を示すscience、じつはこの「倫理」という言葉にとても深い関係をもっているのです。と申しますのも、英語で「良い心をもつこと」をconscienceといいます。この言葉はcon-（～と一緒に、共に）と-science（知ること）の合成語として、主要な意味はこの後綴りのscienceにあるのです。ちなみに英語のconscienceはラテン語のconscientiaから来ております。がそれはともかく、いわゆる「良心」が「知る」ということを主体にしており、ヨーロッパ思想史がこのような形で展開しているという事実があるわけです。この両者の言葉の関連についても、学生諸君に聞いてみるのですが、はかばかしくはありません。思想的なことや語源についてはあまり学校でも教えないからでしょう。しかしラテン語のconscientia（良心）がまた、じつはギリシア語のσυνείδησις（ローマナイズするとsyneidēsis）の直訳であることを指摘したいと思います。ちょっと耳なれぬ言葉で恐

縮ですが、συν-（syn-）というのはsymphony（交響曲）というときのsym-と同じ意味で「一緒に」、ついでに申しますと、あとの-phonyは「プォーン、ポーン、ホーン」（日本では「音」を示すのにここは72ホーンだとか何ホーンだとか申しますが）、つまり音が「ポーン」と出るからポーン、ホーンなのです。ドイツ語では音のことをTonといいますが、これも音から来ております。がそれはともかく、συν-すなわちsyn-はラテン語ではcon-ですが、ギリシア語でも言葉の主体は-είδησιςにあります。つまり「知ること」にあります。しかしこのエイデーシスについては、少し詳しく申し上げておかねばなりません。

ところで皆さんよくご存じの「ビデオ、ヴィデオ」はエイデーシスと関連の深い言葉ですが、この「ビデオ」は、ラテン語のvideo（見る）から来ております。古典ラテン語ではvを「ヴ」ではなく「ウ」と発音していますが、とにかく私どもはいつもビデオの世話になっております。このラテン語のvideoというのが、じつはギリシア語の*Fειδω*（見る、知る）の*F*のとれたεἴδω（知る）と深い関係がある言葉です。このεἴδωからは、皆さんのご存じのἰδέα（見られた形、イデア）、つまり紀元前5～前4世紀の古代ギリシアに出た哲学者プラトンの「イデアの思想」が展開してまいります。例えば、机を作る場合でも、何かあるものを作ろうとするときは、誰でもこういうものを作りたいと頭の中に理想的な型を思い描くのです。ここからまた、英語でいうidea、ideal、つまり理想とか、理想的な、という言葉が出てまいります。

§4．ヒポクラテスの「知」、すなわち予後（プログノーシス）について

長々と申しあげてきましたが、じつはこういう「見る」、「観察

する」、「知る」という言葉が、ヒポクラテスにはとても重要な意味をもって登場してまいります。彼の医学全集については、ヒポクラテス自身が直接書いたものはごく少しだと思いますが、その中でも最重要と考えられる『流行病』の第１巻・第３巻、それに『予後』などには、いわゆる「よく観察して病気を予知する」というすばらしいビデオの精神がうかがえます。そのまま直訳の日本語として申しますと、病人の死期が迫ったことを示す「ヒポクラテスの顔」、肺痨患者の示す「ヒポクラテスの爪」、それにちょっと難しい言葉ですが重病人の「撮空摸床（さつくうもしょう）」の動作などの多くの用語は、古今東西にわたりすぐれた観察眼を実証するものとして高く評価されてまいりました。過去の多くの用語は発達した近代科学のもとでは有名無実化するものですが、ヒポクラテスのものはそれが未だに真実なものとして多く生きております。が、彼の臨床記録を読んで、「何だ、ヒポクラテスはただ静かに観察ばかりしていて、死んでいく人を手をこまねいて見ているだけではないか」と非難する向きもあるようですが、「見て知る」ということは、さきほども申しあげたように、すぐれた古代ギリシア人たちの「良心」であり、ソクラテスの「知行合一」の精神もそこにあったと思います。ソクラテスは、「悪人が悪いことをするのは、それが悪いことだと知らないで行なうのであって、知っておればそういうことはしなかったはずだ」と言っております。ここから、ソクラテスは「知る」と「行なう」の合一を説く哲学者ということになりました。「知」への偏重という非難もあろうかと思いますが、哲人ソクラテスの行為を見れば全くそうでないことがよくわかります。同時代人の医師ヒポクラテスの場合も同様だったと思います。かえって理論に走りすぎるきらいのあったクニドス医学派に対して、コス医学派を代表するコス島出身のヒポクラテスは、何よりも治療を優先する行動家の医者だったように思います。

以上のことに関連して、私はさらに、ヒポクラテス医学で最重要な「予後」(プログノーシス) について申しあげなければなりません。これがまた、さきほど申しあげたことと象徴的に深いつながりがあるからです。というのは、予後、つまりギリシア語でいう πρόγνωσις (ローマナイズすると prognōsis) は、πρό- と -γνωσις 2つの言葉からから出来ております。プロ－ というのは、皆さん英語でも pre- (前に) でご存じ、例えばプレ－オリンピックなどと日本語でも英語風にいうあのプレ、プリですが、「前もって、あらかじめ」を示す予定の「予」であります。残りは後綴りのグノーシス、これは gnōsis で、この場合はつまり gno- が重要な意味をもってきます。g は「グ」と発音しますが、これはいわゆる口蓋の濁音、つまり濁っておりますね。澄んでいる同類音のほうは「ク」、つまり c、k であります。もうおわかりと存じますが、英語で「知る」ことを know といいますし、「出来る、能力がある」を can と申します。つまり、それぞれ「知ること」と「行為の能力」をあらわす know と can という言葉が、ギリシア語の γνω- (gno-) ときわめて密接に結びついているわけです。ついでに申しますと、英語に noble という言葉がありますね。「高貴な」という意味ですが、これはもとは gnoble で、-oble は -able、つまり「出来る」ですが、前綴りの gn- はつまり「その名をよく知られた家柄の、名門の」という意味の言葉であります。ドイツ語でも「知る」は kennen、「出来る」は können、「学問」は Kunde、技術は Kunst、いずれも骨格文字である子音 k、n (g、n と共通) をもっている一連の言葉であることをここに指摘しておきましょう。どうも話がつい横道にそれてしまって申し訳ないのですが、さきほどから申しあげているギリシア以来の哲学であれ、ヒポクラテス医学の予後であれ (病気の経過を何らか前もって知ることはまさに神的な「予言」にも等しいものでありましょう)、みんな「知る」という言葉をめぐって展開されておりますが、さっきから申しているように、これは決して知的偏重ではなく、「良い心をもつこと」を生み育ててまいりました。ソクラテスを見てもヒポクラテスを見ても、いずれも劣らぬすばらしい行為の人、つまり倫理的にすぐれた人たちだったことからわかるはずです。ここにまた医学と哲学の強い絆があることを申しあげたいと思います。決して難しい用語ではないごくありふれた英語が、いかに古代ギリシアの用語と共通の基盤をもって培われてきているかが、以上の説明でも何とかおわかりいただけたかと思います。

§５．「魂の浄(きよ)め」としての「哲学の知」について

ところで私は、この「知る」ということから、どういう功徳(くどく)が生まれ、これによってどのように心が良くなるかに触れていきたいと思います。ソクラテスは、多くの事柄を知ることによって、しかし何よりも自分たちは真実には何も知らないのだという「無知の知」を体得し、そこから出発して、ますます物欲から離れ、それによって心が浄められていった代表的な人だったと思います。その意味で彼の哲学は「魂の浄化」の哲学だったと考えます。「知」によって魂が浄化され、その浄められた良い心がいろいろの良い行為を行なうもとになったかと存じます。しかしこういう行為は、何もソクラテスやヒポクラテスに限らず、当時の紀元前５～４世紀前後にわたる人たちの心をかなり深く強くとらえた魂の一種の核爆発だったとさえ思われます。私はこの哲学的思考を古代ギリシア人たちのすばらしい知の冒険による魂の浄めと考えております。それを受け継ぐ次の世代は、キリスト教による魂の浄化が今度は信仰の冒険によって行なわれたと考えております。すぐれた人間の魂は、たえず純粋に深まろうといたしますが、そ

こでいつも疑問に思うのは、有神論と無神論ということでありま
す。

ヒポクラテス全集の中に医師の保つべき品位について書かれた
短い1篇がありますが、ここに「医者にして哲学者であるものは
神に等しい」という言葉がございます。これは「知恵を愛する医
者は神に等しい」といったほうが、さきほどからの話によく合う
のではないかと思うのですが、哲学はたえず神とかかわりあって
来ております。

しかしアテナイの町の神を認めなかったというソクラテスも、
「神聖病」を否定したヒポクラテスも、当時の神を否定したとし
て無神論者呼ばわりされたかと思います。が、ここで私がとくに
申しあげたいのは、無神論の代表的存在だった原子論者の哲学者
デモクリトスのことです。しかし私は、やはりヒポクラテスと同
時代のデモクリトスについて、どうしても彼を単純に無神論者呼
ばわりはできないと思うのです。デモクリトスは、世にいう富と
か権力から身を遠ざけ、知るということに専念しようとしたいわ
ば知の冒険者でありました。当時の富と権力の象徴であったペル
シア帝国を手に入れることよりも、ただ1つの原因の知的発見の
ほうを選ぶ、と申した世にも高潔な哲学者だったと思います。そ
の彼の書いたものは厖大なものであったはずですが、無神論者の
ためか今はただごく断片しか残されておりません。かつて例のマ
ルクスが、大学の卒業論文にデモクリトス研究を選んだことは有
名です。私は、共産主義者ではありませんが、デモクリトスの知
への冒険には多大の関心を寄せる者です。しかし彼は、古代ギリ
シア哲学者たちの中ではいわゆる自然哲学者たち、つまり自然に
ついて考えたφυσιολόγοι（ローマナイズしますとphysiologoi）
の1人でした。こういう自然哲学者たちの考えがヒポクラテス医
学派にとても大きい影響を与えたから引き合いに出すのですが、

皆さんは、水が万物の元であるといった自然哲学者タレスや、空気を万物の元だといったアナクシメネス、いや火がそうだと主張したヘラクレイトスなどの名をご存じと思います。さらにそれらの元素を神的なものとして火・空気・水・土の４元素説を唱えたエンペドクレスの名もご存じと思います。

ところで万物の元を水としたタレスに例をとってみますと、彼もデモクリトスと同じくやはり富とか権力などの物欲を遠ざけて魂の知的な豊かさを求めた哲学者でした。彼にまつわる興味深いエピソードの数々が今に残っておりますが、これは時間の関係もございますので割愛させていただくとして、彼は、ホメロス以来の万物の生みの親である「水の神」オーケアノス、Ὠκεανός とギリシア語で書きますが、ローマナイズすると0ceanos、つまり現在大きい海のことを英語でoceanと申しますが、その語源になっている「水の神」の神格を奪い去って、万物の元をただの水としたというのですから、タレスこそギリシア古来の神を否定した無神論者になるかと思います。しかしタレスは、各時代・各地域で言われるそれぞれの水の神の名をすべて取り去って、それらよりはるかに普遍妥当的な水をとり出したのですし、神は普遍的なものとすれば、タレスの水はまさに普遍的で神的といえるのではないでしょうか。現代はこういう思考を抽象作用としております。こう申してまいりますと、ユダヤ教の神、ヤハウェなどはあらゆる偶像を拒否したのですから最も抽象的な神といえるかとも思うのですが、ここでは古代ギリシアで、抽象的な１とか２とか３という数を神格化したピタゴラスの知恵に触れる必要があるかと存じます。

彼はピタゴラスの定理で有名な哲学者です。彼は数を万物の原理とし、さらに神格化したということでも有名です。例えば、すばらしい音楽の音色も、結局は１：２とか３：４とかの弦の長さの違いによるものから奏でられる和音であります。1, 2, 3, 4, ……は、具体的な１枚の紙とか１本の樹木とか１人の人間など具体的な物から抽象化されて出てきたいわば最も純粋なものであります。こういう純粋なものには、物欲のようなものは一切ついてはいません。ピタゴラスのいう数は、神的で物欲から魂を浄めてくれるすばらしい天与の贈り物であったわけですね。ピタゴラスが起こした魂を浄める宗教運動も、こういう一連の行為ととることができるかと思います。１とか２とか３がこのようにして私どもの心を物欲から浄めてくれる象徴的でより普遍的なものであったといたしますと、無神論者呼ばわりされたデモクリトスの原子も、そういう性質のものであり、単なる原子の偶然と必然の離合集散、ただそれだけのものではなかったはずであります。

私は、彼らの魂を大きく包んだ自然というものに何かすべてを包括する原理を見出そうとする自然哲学者たちのひたむきな知の冒険というか探究というか、そういうものによって彼らの魂が浄化されていったのだという確信をもっております。そしてヒポクラテス医学も、そういう自然の中に人間の自然性を求め、そこに医学の原点をおいたのだと思います。

§６. 自然の原理とヒポクラテス医学の体液病理説

それではまた、わかり易く英語を使ってギリシア語の「自然」という概念を説明していきたいと思います。英語では「物理学」のことを physics と申します。そしてついでに申しますと「医者」のことを physician といいます。古代ギリシアの自然哲学者たちが詩文の形でまたは散文の形で説いたのは、「自然」について、すなわちギリシア語では φύσις（ローマナイズしますと physis）についてでした。physis の形容詞が physikos または physicos となります。自然万般についてのことは、physicaというように中性で複数名詞化します。いわば「プュー、フュー」と物が地下から生じてまいりますと、その生じたものは、植物であれ動物であれ鉱物であれ φυσικά（physica）なのですが、自然万般のものが植物学・動物学・鉱物学などに分かれてまいりますと、そういう万般に共通する原理を追究する学問ということで、例えば英語にphysics（物理学）という言葉が生まれてまいります。「医者」の場合も同じで、人間の自然性（physis）が健康なのですから、そういう自然性を調整する人ということで、英語の文献の上では15世紀ごろからphysicianという言葉が出てまいります。

さて自然の原理ということであれば、何も近代の物理学をまたないでも、古代は古代なりに、さきほどからも申しあげてきたように、一元論的・二元論的・三元論的・四元論的といった基本の元素の考え方が古代ギリシア人たちによって追究されてきました。水を万物のもとと考えた例のタレスは一元論者であり、火・空気・水・土の４つを万物をつくる元素としたエンペドクレスは、さしあたり四元論者だったと申せましょう。しかしここに、例えばピタゴラス門下の人とされるアルクマイオンという医師は、人間の自然が２つの原理によって保たれていると申しました。そして２を対立概念として、熱が出ると冷やして治すというバランスのとれた調和が健康であると考えました。この考えは、後世、例えば「反対のものは反対のものによって治される」、すなわちcontraria contrariis curanturというラテン語で定式化されてまいります。こういう二元論的な考え方は、ヒポクラテス医学全集では、例えば『食餌法について』という著作にとくに詳しく述べられております。

この二元論ということで申しあげておかなければならないのは、ヒポクラテス全集はこういう二元論的な考えによって一貫しているのではなく、一元論的な論文もあれば、三元論・四元論のものまでいろいろございますし、そうかと思うと、『古来の医術について』の論文など、自然哲学者たちの元素論的な考えを痛烈に批判するものまでございます。よくその内容を調べれば調べるほど混沌としてくるものですから、ヒポクラテス全集10巻のすぐれた校訂本をあらわした19世紀半ばのフランスの有名なリトレも、さすがにこの全集を1つのカオス（混沌）と申しているほどであります。この全集は同じヒポクラテスの名のもとにまとめられていても、彼自身の書いたものはごくその一部にすぎないと思われ、ヒポクラテスのコス医学派のライバルと思われるクニドス医学派の著作もかなり含まれ、さきにその名をあげました『品位について』とか、皆さんよくご存じのヒポクラテスの『誓い』などのように、年代も他のものから300年以上遅れて全集の中に組み入れられたと思われるものが入ってきております。しかしこういう議論については、今ここで申しあげる時間もございませんので、そういう混沌とした中で、ヒポクラテスを軸とし、その医学派内で形成され発展していった人間の自然性をつくる「体液」について説明する必要があろうかと思います。体液論は、後世のヒポクラテス研究のメイン・テーマとなっている関係もあって、ここでも少し詳しく取りあげておかねばならないと考えております。

ところで、ヒポクラテス全集の中には、自然哲学者たちの影響が強く、これに反論するか修正する場合でも、多かれ少なかれこれらに対し十分に武装する必要がありました。ヒポクラテス医学派の人たちは、それぞれ医術的な見地から自然理論を構築しなければならない事情があったものと考えられます。何と申しましても医学の場合は病気が問題になるのですし、また当時は多くマラリアなどの熱病におかされたり、種々さまざまの炎症にやられたりいたします。そしてそのさい、血が出たり粘液が出たり黄色いものを吐いたり真っ黒いものを排泄したりということで、体内を流れるこれらの体液の調子いかんが体の自然を調節し、自然であれば健康、不自然・不均衡であれば病気ということになりました。こうして体液病理説というものが形成されてまいったわけであります。

ここでちょっと横道にそれることをお許しください。こういうところではちょっと遊びも必要かと存じまして。じつは、ヒポクラテス医学の中では体液病理説というのは非常に必要なものなのに、どうしたわけか「体液」という言葉は、ギリシア語のχυμός（chymosとローマナイズされます）ではなく、ラテン語のhumor（フーモル）、つまり「フモール、ユーモア」として後世に伝えられたのです。体液に関しては、血液の多い多血質の人、粘液の多い粘液質の人、その他の気質の人に分けられまして、いわゆる血の気が多く楽天的で朗らかな性格や、ねちねちしていて愚鈍、いわゆるうすのろの性格や、黒い胆汁が多くいかにも陰険そうでメランコリック、つまり憂鬱質の性格、このメランというのはメラニン色素のメランで、コリックはコレー（χολή「胆汁」）というギリシア語からきております。さらに怒りっぽい気質（性格）としては黄色い胆汁（χολή）のまさった胆汁気質の人などがおりますが、これらの人たちからそれぞれひときわ目立った性格を引き出して、「うすのろ」とか「おっちょこちょい」を代表するような喜劇役者に仕立てますと、全く面白くて滑稽な性格がたくさん出てくるところから、例えば17世紀のイギリスにa comedy of humors、つまり「気質（性格）喜劇」というものが流行（はや）りました。シェイクスピアの劇などにも登場人物の興味深い性格がたくさん出てまいります。もともと「体液」であったフモール、ユーモアが、そういう「気質」とか「性格」をあらわすようになり、それが性格喜劇的なプロセスを経て、滑稽、おかし味を理解するユーモア人、ユーモアという言葉を生んできたことをここで述べておきたいと思います。しかしヒポクラテス医学の場合に重要なのは、これら体液のバランスがくずれて病気になるという「体液病理説」、つまり humoral pathology と英語であらわせる理論であることは指摘したとおりなのですが、この言葉の前綴り humoral は humor の形容詞で、これについては今説明したとおりです。が、あとの pathology というギリシア語起源の言葉の patho-、すなわちギリシア語の πάθος（pathos とローマナイズされます）については、英語との関連から説明しておきたいと思います。皆さん、英語で passion、つまり「情熱」という言葉と、passive つまり「受け身」という意味の言葉をご存じですね。じつはこの両者は非常に密接な関係をもつ言葉でして、皆さん、例えば２月のバレンタインデーになりますと、ハート型のチョコレートの贈り物を差し上げたり頂いたりした方があろうかと思うのですが、皆さん、キューピッド（ローマ神話に出てくる恋愛の神）の放つ矢をご存じでいらっしゃると思います。このキュピッドの矢が心臓に当たりますと、傷を受ける、つまり passive の状態になり、何やら、もやもやむらむらした恋の情熱、つまり passion が起きてくるものだというのです。だから現代の笑い話にもこんなのがあるんです。いっぺんに十人もの女の子を愛するようになったある男が、「どうして君はいっぺんにそんなに多くの女の子を愛することができるんだ」と友だちにたずねられると、この男が苦しそうに答えるには、「現代のキュピッドは弓矢ではなく、機関銃でもってダッダッダッ……という連発式に射ってくるものだから、僕の心臓はいっぺんに十個もの傷を受けたんだよ」と申した話がございます。事実はともかく、つまりそういうわけで、ギリシア語の πάθος（パトス、英語ではパソスと読みます）は受けた病気の状態を指すようになりますが、例えばパトスという言葉は、私の青年時代に読んだ三木清という哲学者の著作によく見受けた記憶があり、私としては親しみのもてる言葉でございます。パトスというのは、何かを受けた状態ですから、私ども日本人は皆、日本という風土の中でいろいろの影響を受け日本的パトスを身につけるようになります。この場合のパトスは病気ではありません。三木清の著作に散見するのも、そういうパトスでした。このようにパトスそのものの意味は広いのですが、現代では、例えば英語で pathos に「学問」をあらわすギリシア語起源の -logy をつけて pathology とすると、「病理学」という意味になるのです。ヨーロッパの言葉で病理学をあらわすものは、ちょっと発音のなまりが各国で違うだけで、すべて英語と似たスペルになります。ドイツ語ですと、Pathologie となります。

ちょっと皆さんの身近な言葉に例をとってと思っているうちに、だんだん話が横道にそれすぎるようですから、ここらでヒポクラテス医学の体液病理説に話をもどしたいと思います。前にも申しましたように、ヒポクラテスの医学全集には一元論的なものから四元論的なもの、さらにはそれ以外のものなどが錯綜してまいりますが、『人間の自然性について』という題目で論じた著作が、最も代表的に４体液説、つまり血液と粘液と黄色い胆汁と黒い胆汁の４体液を説いております。しかしこの著作はヒポクラテス自身が書いたものではなく、彼の娘婿に当たるポリュボスという、これまた医学派の最右翼と目される俊英の医師が書いたものと考えられます。

さてこのような４体液説が、例えば四大として固定するエンペドクレスの４元素説のようにだんだん定着していく過程の中で、四季の春・夏・秋・冬といったものに４体液が割り当てられてまいります。つまり血液は春に、黄胆汁は夏に、黒胆汁は秋に、粘液は冬にというようになってきます。さらに血液の座は心臓に、黄色い胆汁は肝臓に、黒い胆汁は脾臓に、ということになります。例えば皆さんご存じの癲癇（てんかん）という病気、これは神聖病としておそれられていた病気ですが、これも、口から泡を吹くのは、頭に粘液がたまりすぎたことから、これが下に流れ下って口から出るのだ、というふうに説明されます。それというのも頭が粘液の座であるからです。

話を季節にもどしますと、とくに相対立するのは夏と冬であり、熱と冷という２つの対立が注目されることになります。するとまた夏に食べるものと、冬に食べるもののいわゆる食養生の心得みたいなものが、そういう理屈の上から説明されるようになります。例えば、『健康時の摂生法について』という短い著作篇の冒頭に、「冬はできるだけ多く食べ、飲むのはできるだけ控えるのがよろしい」という意味のことが述べられています。これはどうしてそうなのでしょうか。これはつまり、冬は冷たい季節だから、できるだけたくさん食べてエネルギーをとり入れ体を温める必要があるが、冬は寒い季節で、冷たく湿った粘液の多くなる時期なので、ただでさえ多く水分のある体に、さらに水分をとる必要はないから、飲みものはできるだけとらないほうがよい、ということになるわけですね。このようにして４体液説ということから食餌法・摂生法までが結論づけられてまいります。熱・冷・湿・乾の４基本性質が４体液に割り当てられてこれを規定するようにさえなります。血液を熱・湿、黄胆汁を熱・乾、黒胆汁は冷・乾、粘液は冷・湿の組み合わせでいわゆる哲学的に規定するのです。こうなるとだんだん紋切り型の理屈に走り、自由度がなくなってまいります。これは新しい経験的事実を曲げてしまう結果にもなりかねません。このことを次に少し詳しく考えてみることにしましょう。

§7．医学の宗教・哲学からの独自性について

新しい経験的事実をえてしてねじ曲げてしまう哲学の危険性について話しておきたいと思います。ところで哲学というものは、たえず全体を把握しようとする果てしない欲求をもっております。そこから結局は閉鎖的な理論構築という観念論的で教条・教説的傾向が助長されてまいります。毛色はかなり違いますが、ファッショとナチスといった精神もあくなき全体把握への暴力政治支配の様相を呈するものですし、共産主義的イデオロギーもそのきらいがございます。近ごろ私も高く評価しておりますオーストリアの動物行動学者で哲学者でもある人にK. ローレンツという医師がおります。彼は、『鏡の背面』という本を書きましたが、その中で、ドイツ人ほど観念論に毒されやすい国民はいないと申しております。ヘーゲルの観念論哲学における絶対精神などは、こういう意味ではきわめてドイツ的なものといえるでしょう。ヘーゲルその人の著作には、じつに自由で伸び伸びした精神が見られるのも数多いのですが、全体を把握しつくそうとする哲学精神には、また独断のまぼろしが付きまといやすいものだと思います。プラトンの哲学も、ソクラテスの自由な精神から飛び立つにつれ観念論的傾向が強まっていく中で、たえずこういう危険性をはらんでいたと思います。プラトンその人は独断論者になりきることはなかったとは申しましても、たえずそういう幻（まぼろし）にとり憑かれたと思います。彼の弟子アリストテレスが後に語ったという「ソクラテスは私の友であり、プラトンも私の友である。しかし真理はもっと尊敬されなくてはならない」(Amicus Plato, amicus Socrates, sed praehonoranda veritas.) というラテン語に定式化された言葉は、アリストテレス自身の自由な精神をあらわしていますが、その彼も、彼の全体把握の目的論に徹する哲学思考の

ゆえに、独断論的傾向はまぬがれず、彼の責任であるとはいえませんが、結局は後世、哲学の王者として教条化され権威づけられていったのです。この権威は近世に入って打破されますが、こういう哲学精神の危険性がヒポクラテス学派内外にもあったことは事実でありましょう。神的な思考をする哲学を受け入れて医学を神の座にまで高めようとした先の『品位について』の中の文句は、この著作が古い時代を理想的に賛美し、ヒポクラテスを、医学の一学徒から神の座にまで昇り得る人としてまつりあげようとしております。ここには後代の英雄崇拝の気持ちから出たものが感じられます。この傾向がとくに強くなったのは、紀元１～２世紀のローマ時代であったという関係もあって、『品位について』の論文は、たいていのヒポクラテスの著作篇より300年以上遅れて書かれたと先刻も言ったのであります。これが何かのきっかけで全集の中に紛れ込んだことは十分に考えられることです。

こういう紛れ込みの話をしましたついでに、さらに付け加えて申しあげますと、皆さんがヒポクラテスといえば、すぐ彼の『誓い』を思い浮かべられるほどに有名なあの『誓い』も、じつは上のような時代背景を考えて理解できる著作ではないかと思います。これまでのいろいろな研究の結果、それも最近のものですが、これらは、『誓い』がどうしてもヒポクラテスによって誓われたとか、ましてこの医学派の人たちによって誓われたとは考えられない面があります。『誓い』の内容がヒポクラテス全集の中の言葉に合わないものが多く見受けられるからです。例えば、手術をしないとか堕胎の薬を与えないとか、病人のプライベートなことは隠すといったことが、全集の中でしっかり守られていないふしもあるからです。１つ１つ例を挙げて皆さんに納得していただかなくてはならないのですが、今回はもう時間がございませんので、省略しますが、『誓い』の中にある文句の端々はかなりピタゴラスの密儀集団的またはストアの哲学的精神に似た宗教的・哲学的状況を背景にしたものが強く感じられるのです。

ところで、紀元１世紀のローマにすぐれた百科全書家のケルススという人がおりましたが、彼が『医学について』という本の序に書いた文句があるのを、皆さんの中でご存じの方もいらっしゃると思います。つまり、「ヒポクラテスは医学を哲学から分離した」という意味の有名な言葉であります。これは、ヒポクラテスが例の観念的で思弁的・独断的に流れやすい哲学から医学を分けたといわれる『古来の医術について』の見解を踏まえての発言だったと思います。『古来の医術について』を読んでみますと、一元論とか二元論とかの元素観や、熱・冷・湿・乾といった基本性質からすべてを説明していこうという観念的な考え方に対して、これは、真向から反対の立場をとっております。この著作では、人間がある食餌をとり、それで病気になるといった場合の食養生、この会でもまさにその問題が中心なのですが、それが医術上の重要問題になっております。古くからの生活体験をとおして発見された経験的な基盤に立って、こういう基本的な食養生の原理とか方法が断じて哲学的原理よりも優先されるべきことを医師の誇りと責任において説いております。ごく卑近な例をあげますと、一食の習慣の人が急に二食にするとか、健康な人が腹を壊したわけでもないのに何かのきっかけで急に絶食するとか、そのように急に体のリズムを変えることがどんな変調や病気を引きおこすもとになるか、こういう食養生の問題を高踏的な哲学論に対して『古来の医術について』は教えています。何ら哲学的・宗教的先入見をもたないで、自然の教える経験的な知恵をもとに医術を宗教と哲学の独断的な信条と偏見から独立させることが重要であります。しかし前にも述べたしたように、ヒポクラテス全集には、『古来の医術について』と全く見解を異にするものが数多く見受けられます。それはどう説明したらよいのでしょうか。これに関して私は次のように考えていきたいと思います。

古代ギリシアのぞれぞれの代表的な人たちをみますと、彼らは自由にそれぞれ独自の見解を述べてまいりました。同じミレトスの自然哲学派とされていても、１つの元素を唱えるにも、水だ、いやそうではない、空気だ、……とそれぞれが主張します。また一定の元素を限定しようとするのに対しても、別の人は全く限定されないものを説くのです。そうかと思うと、自然哲学者の元素を神格化する考えに対し、数を神聖視したり、イデアを神格化したりする人が続々とあらわれてまいります。哲学を既成宗教から独立させるような動きが、古代ギリシア人たちの精神の勃興期には、それぞれ次々と地下から噴火を起こして生ずる火山のように突出してまいります。例えばソクラテスも、独自の哲学を展開いたしました。彼は神に対して不敬であるとも訴えられましたが、彼の哲学には独自の宗教的で崇高な精神がうかがえます。彼は哲学者であると同時に立派な宗教人であり、また教育の面でも非常にすぐれた教師でありました。しかしこの多面的なソクラテスを師と仰ぐ弟子たちの見解があまりにもさまざまであることに驚かされます。弟子としては、あの有名なプラトンのほかに、これと全く見解を異にする弟子たちが群立しまして、後世「小ソクラテス学派」といわれるさまざまな哲学者たちの群像があらわれ、それぞれに自説を主張いたしました。ヒポクラテスの場合も同様ではなかったかと思います。さきにもあげました自然哲学者流の一元論・二元論……の見解と、それに対立するものなどであります。理論派と実践派との対立もあったことでしょう。しかしいずれ医学を理論でかためるにしても、基本には、例の『古来の医術について』で述べられた食養生の医術がなくてはならないと思います。私は決してこの生態学的栄養学研究会にこびへつらってこう言っているのではありません。私は今の大学教育の医学には基本的なところで非常に疑問を抱いているのです。が、これは後に触れるとしまして、とにかく古来から積み重ねられてきた医術の経験上、医師の病人に対処するものは、単に水とか土とか空気とか火とか、また単に熱に対しては冷といった原理ではなく、やわらかい食餌にするとか、細かく挽いた大麦粉を用いるか小麦粉を用いるかなどの問題が重要になってまいります。こういう適切な処置が医術にあってはじめて、医術や医師は信頼されるのですから、原理に走りすぎて短絡的に処置することに対し、『古来の医術について』に見られる考えが出てくるのは当然であると思います。こういうものがあったからこそ、その上にしっかりした医学が展開されてきたわけでありますから、ヒポクラテス研究の第1人者であったリトレが、この『古来の医術について』を彼の10巻本に収めた各篇の第一にかかげ、これをヒポクラテス自身の書いたものとして高く評価したのも、こういう観点からすれば卓見だったと思います。医学の哲学に対する独自性がこれほど見事に述べられているものは、全集の中にはほかに見当たりません。しかし私は『古来の医術について』がヒポクラテスの真作であることにはかなり疑いを抱いております。しかしこういうことにつきましては、来年発行の私どもの日本版［実際には1988年刊行の『ヒポクラテス全集』全3巻のこと］にゆずりたいと思います。

§8．おわりに――『サレルノ養生訓』に関連して

この辺で私の話を閉じるに当たりまして、是非ともヒポクラテスの養生訓を後世に活かした『サレルノ養生訓』に触れてみたいと思います。これは、「ヒポクラテスの町」として古くから親しまれてきた南イタリアのサレルノという町に生まれた養生訓です

が、その中のごく一部を今、ご紹介して、この講演を締めくくりたいと思います。

と申しますのも、この研究会が食養生の会であるということからであります。

サレルノというのは、すでに12～13世紀に医学の全盛時代を迎え、ヨーロッパ医学のメッカとも目され、ヨーロッパの医科大学発祥の地ともいわれた有名なところです。この地でうたわれたすばらしい養生訓は400行足らずのラテン語の詩でできております。各国語に訳され、日本語のものは私訳（ヒポクラテス全集に付録として掲載）がありますが、当時から数百年にわたってヨーロッパのベストセラーであり、その行数も次々付け足されて3,000～5,000行にまでふくらむほどでした。『サレルノ養生訓』には、ヒポクラテス全集の養生法が美しく軽快なリズムにのって語られています。さきの4体液の説明も、四季おりおりの養生法も述べられておりますが、私は、現代の医学もこのように大自然の中で詩的に語られるならば、ほんとうにすばらしいのに、と思うことがよくございます。例えば、現代の医学は、理論上から交感神経と副交感神経のリズムのことを申します。普通、朝の活動の始まりから交感神経の放物線カーブが一線上に上昇しはじめ、日中にピーク、それから下降、夜の休息時から一線の下にカーブが沈んでまいるのですが、他方、副交感神経は、これと全く反対の放物線カーブを描きます。しかしこれをサレルノ養生訓はものの見事にじつに簡潔に次のようにうたいます。Mane igitur montes, sub serum inquirito fontes, つまり、「朝には山を仰ぎ見、夕べには泉の水を見よ」というように。と申しますのも、高く聳える山を仰ぎ見ることによって私どもには活動への高まりが示唆され、夕べには眼下静かにたたえる泉の水を見ることによって休息への自然なリズムがわれわれに伝わってくるというものなのでしょう。

ここには、さくさくとした現代医学の理論はなく、生きた自然の環境が医学に溶け込んでおります。私は、日本の医学部においても、このような大自然と共に生き、そこに培われる医学教育を何よりも優先すべきであると思う者です。１つ食養生をとってみましても、どこの医学部でもすぐれた食餌学を教えようという姿勢がうかがえません。医者には、こういう自然の幸である食物、さらには天文・地理等々の自然的な環境がまずいちばん必要であるのに、こういうものが医学教育に渾然一体となっていないのであります。食餌は栄養士に任せておけばよいというのでしょうか。医者にはとにかく食物も含めて自然の環境に対する基本的な理解が徹底的に仕込まれなくてはならないと思います。

私は、ヒポクラテス医学がいろんなところでいちばん基本として教えてくれている食養生について、彼の医学の哲学的背景の理論面ではなく、真に生きた人間医学のいちばん深くて基本的な医の精神に立ちかえり、大きな自然にはぐくまれる自然と一体の看護が病人に必要であることを強調したいのです。こうして自然の教えるものをよく観察したり知ったりして医の心を通わせ合うところに、真に温かで、しかも、きびしく自己を持する哲学の精神も宗教の精神も養われてくるのではないかと思うのです。ヒポクラテス医学の哲学（愛智）的背景というのは、人間本来の自然を知ること、そしてその知恵を愛することにもっていきたいと思います。この純粋に知ろうとすることによって、心は養われ浄化され良い心が培われるのではないかと思います。いろいろと話が横道にそれ混乱もされたと思いますが、時間もまいりましたのでここらで話を終わらせていただきます。ご清聴どうも有難うございました。

付録１

ヒポクラテスと
バイオ・ダイナミック農法

第1章　読者の皆さんへ

驚くべき無知の力

こう言いますと、アロマ愛好者である皆さんに対して、これから私がお話する重要なアロマの歴史について皆さんは驚くべき無知な方なんだ、と私が無礼千万な呼ばわり方をしているように錯覚される向きもあるかもしれません。とんでもないことです。じつは皆さんよりも私自身のほうがきわめて無知な人間だと痛感しているひとりなんですから。ものごとをだんだん知っていくと、それだけ自分の無知さ加減が何倍・何十倍・何千倍も増してきて、自分が小さく小さくなっていくことを私はこれまで何度となく苦（にが）い思いで味わってきました。しかし、そういう苦い経験を重ねるにつけ、だんだん自分の偏見というひとりよがりの考え方をへし折られ、そのつど偏見とか安易なほかからの孫引きに安住してきた自分を恥じ、何としても間接的ではなく直接に原典・原物にあたる研究をこつこつ手がける努力をするようになりました。それとともに自分の無知をますます思い知らされ、事柄の始源・源流にさかのぼって調べる歴史研究に向かうようになりました。こうして無心に掘り下げていこうという習慣が徐々についてきたと思います。

かつて私は、古代ギリシアの哲学者ソクラテス（紀元前５世紀）にあこがれて、古代ギリシア哲学を専攻するようになりました。おびただしい知識・知恵の発酵時代を迎えていたソクラテス前後の時代、自分の知識を売り物にして、「自分は誰にも負けない優れた知者である」と豪語して民衆の前におどり出た数多くの知者たち。しかし彼らに対して、ソクラテスは、「私はこれといった大（たい）したことは何も知らない。が、そういう自分の無知を自覚し、神だけが優れた知者であるその知恵（sophia）をただひたすら愛し（philo-）求めるものである」と語りました。それがギリシアきっての予言の神アポロンのよみするところとなり、やがて「ギリシアきっての賢者はソクラテスである」という宣託を神がくだしたという話が広まり、そこに「愛知」(philosophia →英語のphilosophy「哲学」) する哲学者の時代が始まったというわけです。この謙虚な態度に私もあこがれました。おごり高ぶらず、自らを空にして無心で神の知恵を求めることが何にもまして優れていること、まずは自分の考えをできるだけ無にしてこそ、ほかとも共鳴していける「無知の知」の驚くべき力にのっとり、私も今回はそのうちのひとつを発表してみたいと思います。

天の精気と土の香り（薫（かお）り）

天という字は、人つまり頭・胴体・手足を上下・左右に伸ばした大(→人) の上に拡がった天(→天) を表わすもの。そしてこの天から降り注ぐ（次ページ、挿絵1参照）光りや精気を受けとる土（大地）や動物・植物や人々。そんな土が放つ香りについて「博物誌の父」プリニウス（紀元1世紀のローマ人）は次のように語っています――「例えば香油はサフランの香りがするものよりも土の香り（薫り）がするもののほうがよい」と。さらに彼は「虹の先端部が投げかけられている地点でしばしば感じられる香り、また、乾燥（日照り）が続いた後に天から降ってくる雨で土が濡れたときにしばしば感じられる香り、その際、土は太陽から受け取っていた息吹を放つのであって、どういう甘美さもそれとは比べものにならない。土をひっくり返すならば、当然この息吹が放たれるわけであり、それに気づかぬ者はいないであろう」と。

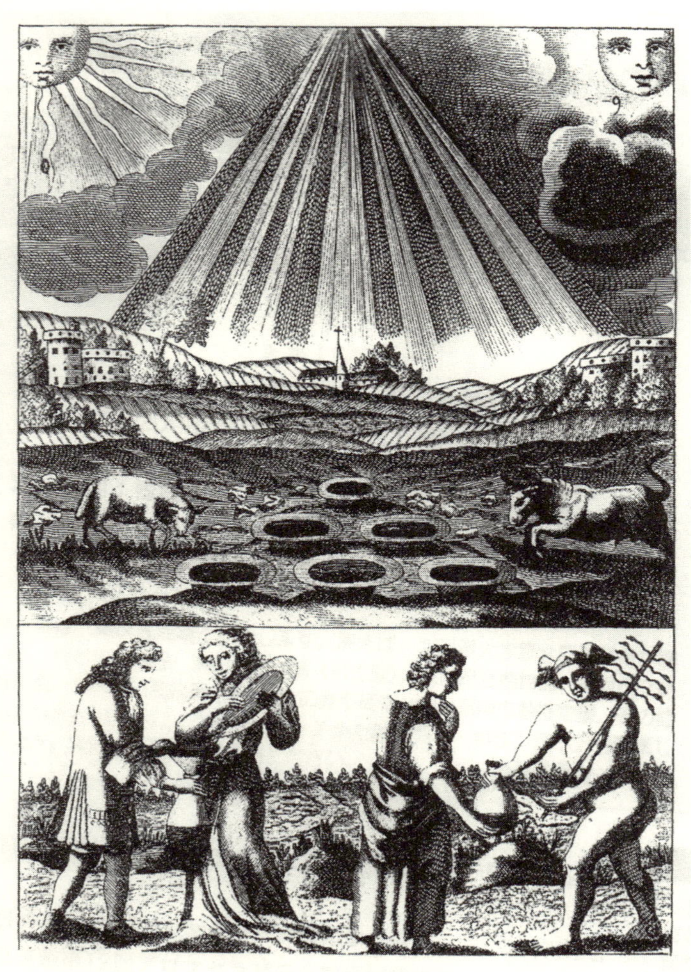

挿絵１（1677 年『Mutus liber』（沈黙の書）より転載）

シュタイナーのバイオ・ダイナミック農法について

今から80年も前に彼の『農業講座』が発表されて、この趣旨に基づく農業実績が世界各国で注目され始めました。しかし日本でこの本が翻訳されたのはそれから70年近くもたってからでした。

ここで述べられているのは次のことです。すなわち、「遠く離れた宇宙から大地の内部に降り注いでくる活力」、また「土壌の中の堆肥などの内にも浸透している生長エネルギーや霊的エネルギーともども、宇宙→大地という両者の間に繰り広げられる活性化、つまりバイオ・ダイナミック（biodynamic）なドラマであります。

さて、ここで最も注目されるのが牛、中でも子を生み豊かな乳汁を出して育てる雌牛であります。まさに牛のいくつもある胃袋の旺盛な消化力の栄養成果は全身にあまねく行き渡り、やがてよくこなれ滲（にじ）み出し排泄される牛糞の腐敗と再生化のプロセスが重要です。すなわち、この牛糞は牛の角の中に詰め込まれ、地中で静かに力強く発酵するエネルギーに満ちた、冬の土壌のふところに埋め込まれて春を待ちます。すると、糞の再生エネルギーは驚くべき潜在力をもって、きたるべき春の土を広く香（かぐわ）しくする原動力となります。そして、これこそがすばらしい植物成長を促すもととなるというわけです。次章からはこの経過をやや詳しく解説していきたいと思うのです。

ヒポクラテス医学全集中のアロマについて

アロマ（arōma（アローマ）「芳香植物」）という言葉が現代の意味で文献上に初めて出てくるのは、ヒポクラテス全集中の『箴言（しんげん）』(V-28) だったと考えられます――「芳香植物を用いた燻蒸は月経を促す。それが頭重感を引き起こすことがないとしたら、そのほかのことにもいろいろと有益であろう」。

婦人病とアロマとの密接な関係は、特に全集中の『婦人の自然性について』『婦人病第１巻』『同・第２巻』といったそれぞれ何十ページにもわたる文中に、きわめてしばしば述べられています。用いられる芳香植物も数十、いやそれ以上にのぼります。例えば、子宮疾患、その他の婦人病に用いられる洗浄剤を述べた後で、燻蒸法に用いる植物としてごく１例をあげますと、「ショウブ、ハマスゲ、ブリュオニア、ブリュオン、アニスをセロリの種子と一緒に混ぜて燻蒸する／乾燥したマツヤニをおき火の上にふりかけて燻蒸する／シナモン、ミルラ、カシアの各等量とサフランを混ぜて用いる。ショウブ、クネオロス、サフラン、バラの赤くなった葉で甘美な香りのするものを砕きつぶして乾燥させ、サフランとその半分量のステュラクスを混ぜる。これらのものを細かくして混合し、乾燥させ、できるだけ少量の煮たハチミツに浸す。燻蒸には、以上のすべてのものを混合したもの、……。それのある量を牛糞の上で燃やして煙を出させる。牛糞は油皿のような形につくり、底を薄くしておく。それを乾燥させる。火はブドウの小枝でおこし、その上にこの牛糞を置くようにする。患者は大口の壺にまたがり、その中から出る煙で燻蒸を受けるようにする」と。

この叙述の後のほうに出てくる牛糞に注目して、シュタイナーの叙述と重ね合わせると、このヒポクラテス全集の指摘がますます注目されてくるでしょう。おやっと思うような叙述の数々が、宇宙と地球大地と動物・人間、その他、植物に取り込まれた生きた化学元素などを通して、ダイナミックな協調・共鳴のドラマを示唆し、私どもに健康の指針を与えてくれると思います。そうした共鳴・共感は必ずや万物の生きたエッセンスの蒸留・抽出の成功への祈り（挿絵２参照）となって、ただただ生命体・腐敗・再生のいろいろな神秘を示してくれることを確信しています。

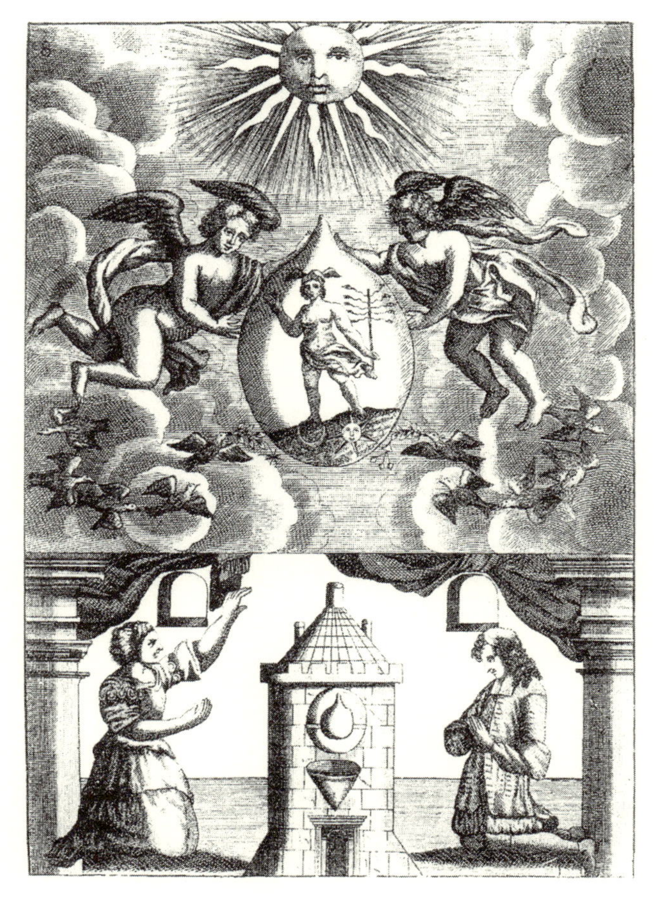

挿絵２（1677年『Mutus liber』より転載）

第２章　R・シュタイナー：バイオ・ダイナミック農法

土と植物と天との共鳴・共感

まず花から：「土くれ」なんて言うと、かえって大切この上ない土に対して失礼な言い方だと叱られるかもしれませんが、その土（天空の光りや熱も含めて）が植物を育て、植物が化(ば)けて美しい“花”（つまり草かんむりの不思議な化(ば)けもの）を咲かせる、そういった花に一番の栄養となる肥料の要素とは何か、皆さんはもちろんそれをご存じでしょう。

次に根について:さて下（↓）に向かって引っ張る重力に反して、植物がすくっと上（↑）の天空に向かい力強く成長していくためには、植物は土の中にしっかりと根を張る必要があります。が、その根に一番の栄養素とはいったい何なのでしょうか。それが何であるかは知っていても、さてそれはどうしてそうなのか、さきの花の場合と合わせて考えられる人は何人おられるでしょうか。

３番目は葉っぱについて：私どもはまた、生命・生気のもとという意味でラテン語の vegeto(ウェゲトー)（→ヴェゲトー「活気づける」）という言葉からの英語の vegetable(ヴェジタブル)（野菜、植物）、つまり青々とした新鮮な野菜の大きな恵みを大地から受けております。が、この葉っぱを立派に育てる一番の栄養素とは？

以上３つについては、どこの花屋さんの店さきにもある肥料の袋を見てもはっきり書いてあるように、花にはリン（元素記号：P）、根（球根、茎に含めて）にはカリ（K←カリウム）、葉っぱにはチッソ（N）が３大栄養素であるのだと表示されています。

しかし、これからの話にとって１つの重要なことは、土の中にある３つの元素の生態の特徴表示（signature(シグニチャー) ← sign(サイン)）が、どうして植物のそれぞれの花とか根や葉っぱといったものと一番よく共鳴したり共感したりするか、を知ることにあります。そのためには、皆さんにぜひともホメオパシー（類似療法）の考え方に、いくぶんでも親しんでいただく必要があります。ちょっと簡単に済ませるわけにはいきませんので、次のもうひとつ重要な項目「シュタイナー農法とホメオパシー」をよくお読みくだされば、ありがたいと思います。

とりあえず今は、さきにあげた元素それぞれと植物の各部分の間にどういう共鳴・共感・関係があるかを、以下にごく簡単に説明させていただきます。

さて花には、パァとかファ（pha, fa）と何らか明るく光るように咲き出す性質があります（写真参照)。英語のflower（フラワー）そのものとか、ラテン語flor-（フロール）, flora（フローラ）などの発音とかにもその一端がうかがえます。元素にその関連を求めるなら、それこそホメオパシー（類似療法）的にはリン（P）が最適なのです。その元素の記号Pはまさしくphosphorus（フォスフォルス）(phos-（フォス）は「光り」を示すギリシア語）の頭文字です。リンの粒は少し刺激するとファ（プァ）と明るい光を灯します。だからホメオパシーの生態的な特徴表示はプラス的には「明るく心やさしく人びとのコミュニケーションを好

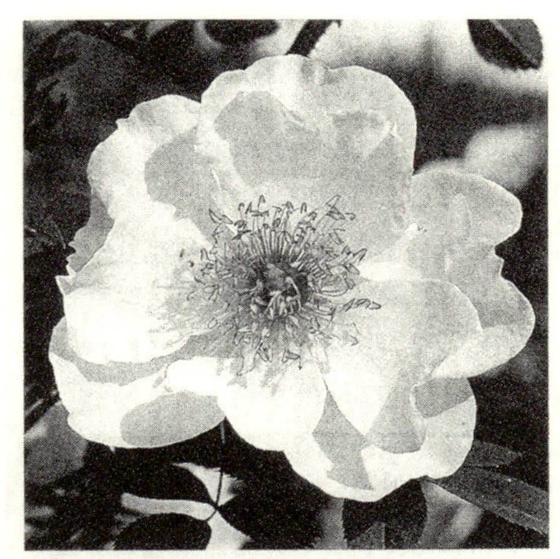

バラ、オールドローズ、スコッツローズ“アイシャ”
(『フローラ』産調出版より転載)

む」「またマイナス的にはその性格からくる症状（パシー）、例えば、うつ病」などの点から、人間の性格タイプ、つまり「リン体質の人」というふうに関連づけるのであります。

いや、いや、それは花とリンの共鳴関係とはいえ、たまたま偶然起こったことで何ら必然性はない、とおっしゃる方も多いと思いますが、じつは、すべての元素についても何らかの非常に不思議な特徴表示が見られるのです。もうひとつのカリ（カリウム:K）と根との関係についても同様です。カリウムのつくる結晶格子を見てみると、これはまさに正６面体（つまり立方体）の形をとり、ほかの正立体（正４面体、正８面体などなど）に比べても、きちっと角ばり堅固で安定しています。植物を下支えする根っこ（下図参照）とは、生態的に一番カリウムに類似しているわけです。人間の性格についても、カリ体質の人は、「正義感が強く義理がたく厳格である」などといった特徴表示が見られます。３番目のチッソについては後に述べることにしてここでは割愛しますが、植物の栄養素としては、ほかにカルシウムとマグネシウムを加えて５大栄養素とすることも一般的であることを付け加えておきましょう。カルシウム（Ca）、マグネシウム（Mg）は、地殻をつくる重要な元素で、人体では骨をつくる不可欠なものです。植物の安定的

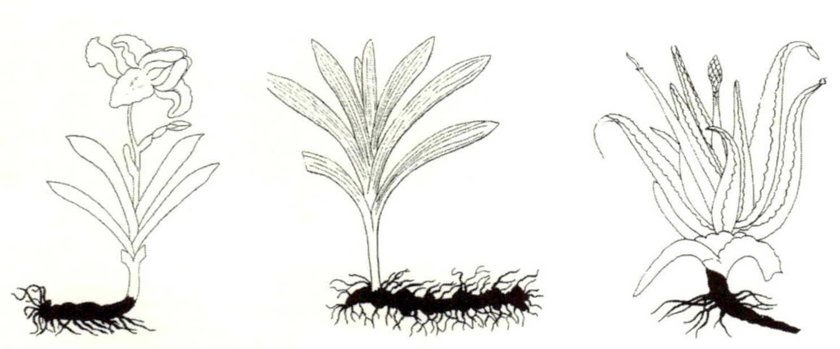

左からドイツアヤメ、キショウブ、アロエ（『ディオスコリデスの薬物誌』より転載、次ページの植物画も同様）

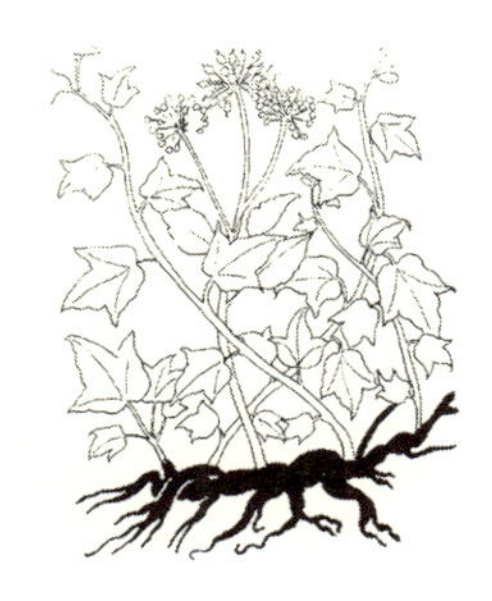
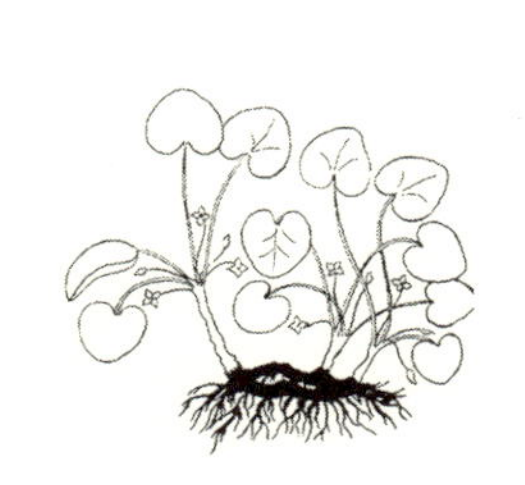
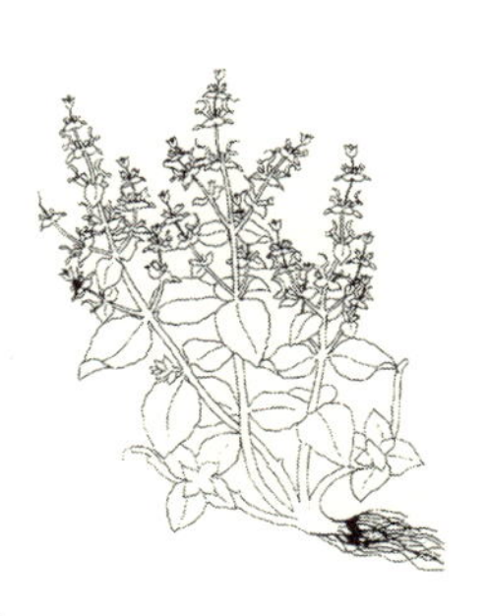

左からセイヨウキヅタ、アサルム、サルビア

な成長・収穫をあげるには、土の酸性度が強過ぎても、アルカリ性が過ぎてもよくなく、中庸、つまり中性的土壌が望ましく、カルシウムは酸性土を中性化する働きをもち、またマグネシウムは葉緑素の中心的な元素（右図参照）であること、光合成によってつくられる緑色植物が動物すべて（ほとんど99％以上）の生命に不可欠である（これがなくては生きていけない）ことは申すまでもないことです。

葉緑素
この構造式の中心にMg（マグネシウム）、その周りにN（窒素）、その周辺にC（炭素）、H（水素）、O（酸素）が取り囲む。　（構造式は平凡社『大百科事典』より転載）

シュタイナー農法とホメオパシー

以上、肥料や元素、栄養のことを話題にしてきました。しかしここには大きな大きな問題が山積しているのです。というのも、ここ100年余りにわたって化学技術が長足の進歩（??）を遂げてきました。例えば、さきに述べたチッソの自然サイクルひとつをとってみても明白です。気体チッソ（N）は大気（空気）中のおよそ4/5（酸素は1/5）を占め大量に存在するというのですが、そのままでは肥料にならず、マメ科植物の根に寄生するありがたい根瘤バクテリアによって多くは土壌中のチッソ肥料として重要な３大栄養素の一角を担うようになるわけです。主としてそのチッソに養われて成長した植物の枯れ葉やそれを食する動物の死骸が土にかえって、いわゆる「窒素循環」の健全なサイクルが黙々と大地の中で行なわれているのです。

しかし、ここに自然のリズムをまったく壊してしまうような人工肥料が、人間のあくなき欲望を満たすために大量に土壌に投与されるようになりました。チッソ（N）の場合は、俗にいう硫安の登場です。硫酸にアンモニアを吸収させ、人工的に大量につくられる $(NH_4)_2SO_4$ という化学式をもつ無色透明のこの結晶は、水に溶けやすく、とても便利。これによって、まことに見るからにみずみずしく青く繁る野菜の葉っぱは新鮮そのもので何とも魅力です。が、じつはこの青々とした野菜の繁茂は、本来の健全な締まった組織を水っぽい不健全な組織に変え、その弱体化した組織のために植物自体が病気にかかりやすくなり、また人工的農薬などを濫用することもあり、大切なタンパク質なども損なわれてしまう結果を招き出しました。収穫高の飛躍的な増産は、こうして自然の秩序あるバランスのとれていた土壌からの略奪農業へと変貌していきます。技術文明が進歩すればするほど、品質は低下して、不自然な食料が人間をも含め、生物・無生物をも毒していきます。人間の場合は、糖尿病、心臓病、脳や血管やリンパ管の病気、各種のガンなどなど、新しい型の病人ばかりが増え、進歩した医術はそれらを治療するのに大わらわ、しかし、食餌法や農業にはほとんど何の教育も行なわれず、病気を未然に防ぐ予防医学はかけ声ばかり、一番基本的・最重要の問題が見過ごされては、たまったものではありません。弱体化していく環境にはびこる不自然な細菌類や害虫の数々、それに立ち向かうべく次々開発されていく細菌・殺虫剤のばらまきといたちごっこ。大本（おおもと）の土壌や海や空気がこう相次ぐ汚染状態にさらされては、私どもはいったいどうすればいいのでしょうか。本来は善良である大腸菌までが人工の殺菌剤で痛めつけられて狂暴化し、0-157のような仕返しを行なうようになろうとは。

これから私は、シュタイナー農法を通して牛（大自然が地球に恵み与えた最善最高の草食動物）に触れてまいりますが、健全そのものであるべきその食肉・牛乳飲料といった私どもの栄養源、その1例を牛乳にとって見ても、これの高温殺菌は大切な栄養摂取に不可欠な酵素を殺してしまうという品質の低下現象をもたらします。一事が万事、ほかの多くの自然性を奪われた食品は、行き過ぎた加熱・漂白・着色・保存加工（見てくれや外見糊塗も含めて）によって貴重な必須要素である自然性ビタミン・酵素などが次々と破壊され、有益なバクテリアもその腐敗した屍が累々（るいるい）と残骸をさらす結果になりました。こうした人工的文明技術の安易さ・利便性へのあくなき追求に対し、わが国・日本でもやっと反省の声があがり、農薬の大量撒布や環境破壊などにつながる技術への厳しい警笛が鳴らされ始めました。しかし、何といっても絶大な自然治癒力を大自然から付与されてきた万物の生命力は、空気や大地や海の大量汚染にもめげず、ありがたいことに、目下は懸命に自浄能力を発揮したり、めざめる人間の知恵と決断と自然性回帰への実行に期待を寄せています。

人間の知恵の数々が、自分の招いた愚かさの襲いかかる破壊の波を押しとどめるべく登場してまいりました。そのひとつに、私はR・シュタイナー（第1章の叙述参照）のバイオ・ダイナミック農法の知恵をあげたいと思います。さらに付け加えて、シュタイナーよりも100年も前に、S．ハーネマンによって提唱されたホメオパシー療法の知恵もです。シュタイナーは自らの農法にハーネマンの原理を熱心に取り入れているからです。ホメオパシーは、何百万－、何億－、何兆倍にも薬（レメディ）の原液を薄めて症状を治癒させるという、現代医学ではとても考えられないやり方をとる療法です。

それはともあれ、生きた（bio-）ダイナミック（dynamic「力学的」）な、つまり「生命力学的」農法は、ごく微量でも荒れた自然の秩序を回復できるというホメオパシー的なものです。つまり農薬、その他の人工的農法はまったく避けて、徹底した自然農法の知恵をもって土壌を本来の健全な姿に再生するものです。

ここで私はシュタイナー農法の解説書である『土壌の神秘』からの引用文を通して、その間の事情を紹介したいと思います。

スプーンで柔らかな牛糞をすくいあげては、しっかりもった牛の角の中に詰め込みながら、コートニーは生命力学農法に初めて関心をもつようになった経緯を話してくれた。彼の話によると、彼の行動に駆り立てたのは、この薄っぺらではあるが爆発的な力をもつ小さな書物（シュタイナーの『農業講座』）の中のたったひとつの文だった！それは、〈私の風変わりな農業調整剤の恩恵が全地球上の可能なかぎり広い地域で受け入れられるようになったときにのみ、大地は癒され、その産物の栄養素はふたたび健康によいものとなるであろう〉というシュタイナーの勧告であった。

さて、人工肥料の類（農薬はもちろん含まれます）は全く使うことなく、温室栽培もせず、植物はすべて季節季節に適したものを自然栽培することが重要であることをさきに申しあげました。このさまざまな天体（星、その他）からのすばらしい力を思う存分に吸収し、多くの微生物や微量元素、その他、腐食土などの力の恵みも受けた土壌に、シュタイナーの自然的農業調整法の力をさらにさらに高める方法として、いわゆる牛糞を用いる、このこともすでに述べました。

しかしさて、ではどういう牛糞を用いるかが問題です。それはつまり、角（つの）に詰められた牛糞が、エネルギーのきわめて静かにではあれ力強く高められる冬場の土壌中に、ひと冬たっぷり埋（う）められるようにするのです。それを春になって土中から掘り出すと、牛糞は黒々とした無臭の塊まりになっています。それを細かな粒にくだいて、大さじ数杯ぐらいを、十数リットル入りの８分目ほど雨水を注いだなかに入れます。いわゆるホメオパシーでいう何百倍、いやそれ以上にかなり薄めたことになる液体を、太い棒で、はじめは左まわりにぐいっぐいっとゆるやかに、だんだん回転を激しく速めて攪拌（かくはん）していきます。何回かやったあと、次は右まわり、次は左まわりというように、１時間ほど攪拌するのです。こうするのも、結局はホメオパシー的操作であります。そのあと、この液を何と4000平方メートルもの広い土地当たり、きわめて少量ずつでも全体にゆきわたるように、間隔をおきながらまいていくわけです。すると土壌は、香（かぐわ）しくさらに生き返ったような驚くべき力を付与されることになります。シュタイナー農法は、このようにホメオパシー医療とも密接にかかわっております。

付言：じつはさきに３大栄養素に触れたとき、カリ（カリウム）肥料と植物の根との密接な関係、リンと花との関係の２つには言及しましたが、チッソ（元素記号はN）と葉っぱ（茎も）については後述することにすると申しました。じつはNは、ニトログリセリンとか、ニトロトルエン（いずれもNitro-（ニトロ））などに見られるように、チッソ化合物はこれまで強力な爆発物に用いられてきました。チッソにはある緊張状態→爆発→弛緩のプロセスをとる場合が多く、植物の場合も、根が張り茎が成長していく過程で、葉っぱ（ラテン語でfolium）に見られるように、ファ、ファ、ファというようないわば小さな爆発を起こしながら、葉っぱがひろがっていくという特徴表示があるのだ、と考えれば、チッソと葉っぱの相関関係もかなりうなずけるわけであります（写真参照）。

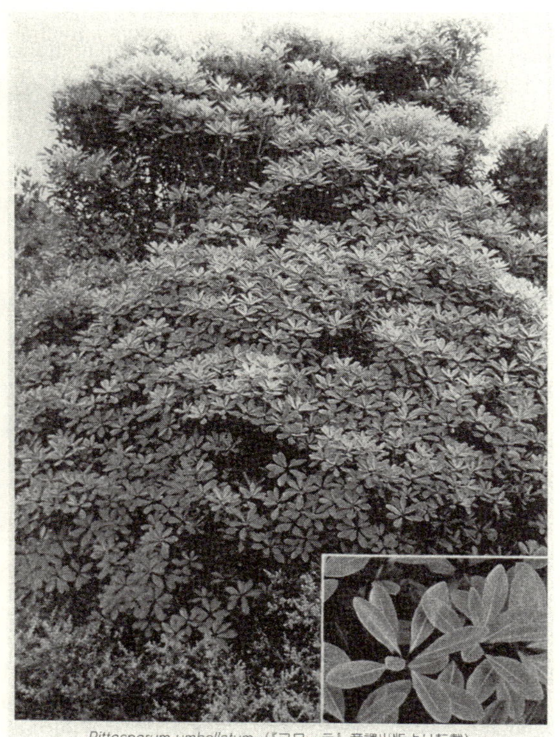

Pittosporum umbellatum（『フローラ』産調出版より転載）

第3章　ヒポクラテス：芳香植物の燻蒸療法

ヒポクラテスとアロマ

アロマ（ギリシア語でArōmaアローマ「芳香植物」）が文献の上で、初めて登場するのが『ヒポクラテス全集』であることは、すでに指摘したとおりです。しかも主として『婦人病』（第1巻、第2巻、その他）に多く見られるものです。

ヒポクラテス医学全集は、同じく「医学の父」ヒポクラテスの名を冠していても、必ずしもヒポクラテス自身が書いたものとは限らず、この『婦人病』著述者もヒポクラテスとは別の派に属していたとか、いろいろ取り沙汰されてきました。が、ここではもちろんそういう問題には触れず話を進めてまいります。

ここではとにかく『ヒポクラテス全集』全体の中で、婦人に関する著述がいかに多いか、そして婦人つまり女性と芳香植物の関係がどれだけ密接に関連しているか、それを全集の表題一覧でみてみることにしましょう（一覧紹介、次ページ参照）。

古来「医学の父」ヒポクラテスと銘打たれながら、芳香植物とヒポクラテス医学が現代まで、世界の医者仲間があれだけ多いのにほとんど真剣に医学者・医師のあいだで話題になってこなかったのは、不思議といえば不思議千万だと私には思えてなりませんでした。この二千数百年前から今日まで、ヒポクラテス全集から医学用語・芳香植物用語がどれくらい多く採用され、それが日本語までに日常化しているか驚くべきものがあり、ヒポクラテス全集・全3巻（大版で3,000ページ）の編集・翻訳責任者だった私は、もっともっとＰＲ（ピーアール）せねばいけなかったのです。が、ここでギリシア語の用語を1例だけ挙げておきますと、一覧表にもよく出てくる摂生法とか食餌法など、つまりダイエット（ギリシア語は

『ヒポクラテス全集』表題一覧

序
エペソスのソラノスによる
　ヒポクラテス伝
古来の医術について
空気、水、場所について
予　後
急性病の摂生法について
急性病の摂生法について
　（後代の追加篇）
流行病第一巻
流行病第三巻
頭部の損傷について
診療所内において
骨折について
関節について
梃子の原理を応用した整復法
箴　言
誓　い
法（医の本分）
流行病第二巻
流行病第四巻
流行病第五巻
流行病第六巻
流行病第七巻
体液について
予言第一巻
コス学派の予後
術について
人間の自然性について
健康時の摂生法について
体内風気について
液体の利用法について
疾病について第一巻
疾患について
人体の部位について
神聖病について
損傷について
痔について
痔瘻について
食餌法について第一巻
食餌法について第二巻
食餌法について第三巻
食餌法について第四巻
　（夢について）
疾病について第二巻
疾病について第三巻
内科疾患について
婦人の自然性について
七ヵ月児について
八ヵ月児について
生殖について
子供の自然性について
疾病について第四巻
婦人病第一巻
婦人病第二巻
不妊症について
処女の病について
重複妊娠について
胎児の切断除去について
解剖について
歯牙の発生について
腺について
肉質について
七について
予言第二巻
心臓について
栄養について
視覚について
骨の自然性について
医師について
品位について
医師の心得
分利について
分利の日について
書簡集

diaita（ディアイタ）「dia（ディア）〜を通って、itao（イタオー）行く」→ラテン語 diaeta（ディアエタ）→英語 diet（ダイエット）→日本語ダイエット）はもともと「〜を通っていく、生活していく」の意味からきています。つまり、ダイエットは本来「生活法」だったわけで、「食餌法、食事法、摂生法」という使われ方をしていました。それが経済的に豊かになり、太りすぎ・不健康・病的な体（からだ）となり、摂生（節食）しなくてはいけない、ということになって、欧米・日本など先進国は、時代的に「スリム化すること」という意味に転化する要因にもなりました。とにかくダイエットひとつとってみてもこんな状態です。日本では医学部教育のカリキュラムに「食餌法」「健康法」が取り入れられず、医療技術一点張り、その点ではドイツ医学を見習ってきながら、数百年の遅れさえとっている状態なのであります。ヒポクラテスを勉強することは大切とはいいながら、せいぜい「ヒポクラテスの誓い」といった倫理条項がちょっと触れられているだけというのも気になります。

文句をいうのはもうこれぐらいにして、アロマ療法に話を戻しますと、これが男性よりも圧倒的に女性に用いられるケースが多い。これはヒポクラテス全集一覧表からも明らかで、現代もアロマといえば女性のほうがきわめてこれに関心をもつ率が多いのですが、それにもかかわらず婦人科医や婦人科にかかる女性自身の問題意識は、やはりきわめて薄いと言わざるをえません。

では、それこそ二千数百年も前に、ある熱心な婦人科医師がいて、『婦人の自然性について』以下、『胎児の切断除去について』まで、ヒポクラテス全集の約1/7（7分の1）が婦人病関係についやされている現状、そして子宮・分娩・月経その他の異常に関して、いかに多くのアロマ（芳香植物）がさまざまな用いられ方（かた）をしているかをみていかなくてはなりません。が、私は前からも申しあげてきたように、特に芳香植物の燻蒸という単純明解（原始的療法と言うなかれ）なやり方に、どちらかといえば焦点をあてて説明してきたいと思います。

ヒポクラテスの芳香植物燻蒸療法

言わずとも知れたこと、これに関する私のお目当ては、さきのシュタイナー農法にかかげられた驚くべき牛糞のすばらしい土壌活性化、この用い方いかんによって、土は香しく自然（人工的ではなく）のダイナミックな豊かさを取り戻していくが、しかしヒポクラテスの婦人病に対する牛糞の非常にすぐれた隠し味的な使用は地味ではあっても、これが数千年も前に、同じく牛糞によって活々とした生気をもって登場していること、すなわちその先見性と鋭い知恵を決して見のがすことなく、注目していく必要を痛感するのであります。

牛糞の叙述にはいる前に、現代の芳香療法とも共通するヒノキの１例にほんのちょっと触れておき、遠い遠い過去と現代との共鳴関係に触れてみたいと思います。じつは私の手元に「木道楽」として「ヒノキの香りとエキスをお風呂に！」「檜の爽やかな香りと共にチップからの成分が身体を暖め、心を安らかにしてストレスの解消に役立ちます」をうたい文句に売り出したネット入りの小さな木くずの袋があります。これに呼応するかのように同じ手元には、全集の中の『不妊症について』の１節に「蒸し風呂の中には、セイヨウヒノキのおがくずと砕きつぶしたゲッケイジュを投入するとよい」という記載が同居しています。つまり子供を欲しがっている女性の子宮頸部の不調で、男性の精液の受け入れがうまくいかない場合の処方に関する記載です。ここでのヒノキは、いわゆるヒノキ科ではあっても、ヒノキ属そのものではなく、イトスギ属の一種と考えられますが。

次は同じヒノキ科の木材で燻蒸に用いられる例をひとつ挙げておきましょう。『婦人病第２巻』の叙述、つまり「ゲッケイジュの葉、ギンバイカの葉、ハマスゲの実を砕きつぶし、エジプト白香油を混ぜてこね、牛糞の上に置いてくすべ、患部に当てる。乳香の粉末、セイヨウヒノキのおがくず、砕いたハマスゲの根を用いてもよい」、これは子宮硬化症に用いる多くの処方のなかのひとつであります。

以下、燻蒸療法についてやや詳しく述べたいと思います。『婦人の自然性について』の、主として膣内を蒸し、体液を浄化・排出する多くの洗浄剤が列挙されているところ、そのごく一部を挙げてみただけでも、――「山羊の糞と野兎の毛をアザラシの油に浸して燻蒸する」「牛糞と角の削りくず、土瀝青（天然アスファルト）を燻蒸する」「アカシアの実とケドロスのおがくずとギンバイカの乾燥した葉を細かく砕き、バルサム香油に浸して燻蒸する」「ブドウの種とケドレラテの実を細かく打ち砕いてマツヤニと一緒に混ぜ、煮立てた甘いブドウ酒に浸して燻蒸する」「蒸気で蒸すときは、打ち砕いてふるいにかけた牛糞に酢とヤハズエンドウのあら粉を加え、軽く蒸す。蒸し終わったら、患者にレンズ豆の煎じ汁を飲ませて吐かせる。それから小麦のあら粉を流動食として与え、さらにブドウ酒を飲ませる」など、延々とつづきます。

以上、引用文中には芳香植物や牛糞に混じって、山羊の糞とかアザラシの油なども散見されます。後で触れることですが、牛糞、山羊糞、その他の動物の糞や尿、肝臓、胆汁、肉などさまざまなものが芳香植物の燻蒸に加えられていることに、いちおう注目しておく必要があります。

さて『婦人病第１巻』からも少し引用しておきますと、子宮の中に水腫などができて、月経の量が少なくなり質も悪くなり、月経が閉止したときなどには、「こういう患者が下腹部・腰部・両脇部・鼠径部に痛みがあれば、多量の湯で体を洗い温罨法を施すのがよい。痛みがおさまったら、下剤を飲ませ、牛糞でつくった燻蒸剤で蒸す。それからハンミョウでつくった挿入薬を挿入し、2日か3日おく。体力を回復したら、苦扁桃油（くへんとうゆ）を注入して洗う。そして通じがつき、熱がなくなって月経が順調に排出されるようになったら、……」とあるのですが、私どもは、次に出てくるヒポクラテス医学によくみられる特徴的ないわゆる「食餌法（ディアイタ）（食事法（ダイエット））」の叙述に注目する必要があります。例えばこの場合の次に語られる言葉は、――「そしてできるだけたくさんのヤマアイ、生のニンニクとか煮たニンニクを食べさせる。睡眠時に近いころは軟らかい食物、タコとかその他の軟らかいもの、肉よりも魚介類をとらせる。患者は出産すると健康を回復する」という見事な指示であります。日本の医師で、患者の食餌でこのように的確なアドバイスができる人が何人いるでしょうか。

食餌法：私どもは、芳香植物とかホメオパシー療法その他いろんな療法には躍起（やっき）になるのですが、健康であるための基本はどこまでも日常のよい食生活・生活習慣（運動、入浴、ストレスをためない心のもち方）にあり、これをないがしろにしては、もともこもないことを肝に銘ずべきでしょう。このごろやっとわが国でも、医者が民間の情報機関を通じて食餌（食事）のことをかなり熱心に放送するようになったことは、何とも喜ばしいことであります。とにもかくにも、ヒポクラテス医療の基本中の基本は食餌法にあること、このことは、中世ヨーロッパのベストセラー本『サレルノ養生訓』第５５章「食餌法について」（７行のラテン語詩）から、引用させていただきたいと思います。――「すべての人々に慣例の食餌法を守ることを私は命ずる。／食餌法を変更する必要がなければ、いつもの食餌をとるのがよい。／ヒポクラテスがその証人である。つまり、食餌法を守らないと困った病気になるということの。／医術のより強力な最終目標とは、確実な食餌法である。／それを守らないと、あなたは愚かな間違ったやり方をしているということになる。／どんな性質のものを、何を、何時、どれだけの量を、何回、何処で与えるべきか。／医師は、それらの食餌法にかなう食物を注意深く摂らせる必要がある」と。

体液病理説：ついつい熱が入りすぎたきらいもありましたが、では次に、食餌法と並んでヒポクラテス医学では、４つの体液（血液、黄胆汁、黒胆汁、粘液）の割合のバランスがよく調和されておれば健康、アンバランスの場合は病気になる、という「体液病理説」(英語では humoral（ヒューモラル） pathology（パソロジー）) の考えがあります（４気質の図参照)。わが国でもその瘀血（おけつ）を散らすとか瀉血して体液の浄化をはかるという考えです。さきの例（『婦人病』第２巻の子宮硬化症の場合）は、「子宮が硬化しているとき、そこにたまっている体液（この場合は粘液）をきれいに排出する作用がある蒸気浴」の項目に記載されている例でした。

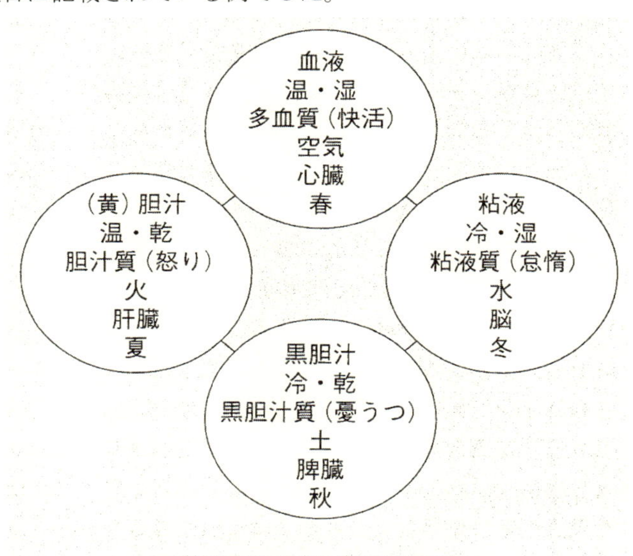

四気質の図（15世紀の挿絵より）
（『医学・薬学の父ヒポクラテス』㈱ジエムコより転載）

さて、すぐ前にも指摘したことですが、いろいろな婦人病の植物燻蒸法に記載されているのは、動物に関しては牛糞ばかりでなく、山羊の糞などもありました。また糞のほかに、雄牛・羊・アザラシ・鹿などの骨髄も肝臓も胆汁も脂(あぶら)、肉その他もあります。ごくいくつかの例をあげますと、子宮の体液浄化のための挿入薬として、「苦扁桃油、去勢していない雄牛の胆汁、ソーダ、シクラメン、没食子をハチミツと混ぜながら砕きつぶした挿入薬を用いた後で、患者は入浴して動物の脂肪かメグサハッカを入れておく。また去勢していない雄牛の胆汁を砕きつぶして鳥の羽のまわりに塗ってくっつけ、エジプト香油を用いてもよい。または鹿の骨髄から羊の脂か山羊の脂を溶かし、卵の白身、バラ香油を加える。これをそのまま子宮栓につくるか、もしくは羊毛にとって挿入する」、血の混じった体液を排出するより強力で緩和作用もある挿入薬として、「コショウとテッポウユリの種子からの抽出物に母乳を混合し、さらにこれらのものにハチミツと白香油か鹿の脂を混ぜて砕きつぶしたもの」、さらに月経中に陰唇の先端に潰瘍を生ずるか、もしくは水泡がいっぱいできた場合は、牛肉を用意し、バターやガチョウの脂、それにアニスやサフランや銅の金属灰のすべてを砕きつぶして肉のまわりに塗りつけ、挿入させる。潰瘍ができてひりひりした痛みのある場合は、牛肉に脂肪を塗りつけてその肉を挿入し、また注入洗浄剤を用いる」。さてまた妊娠促進法として、みなさん、ちょっと驚かれる処方としては、「まず古くなった尿と、1パラステ(約7.4センチメートル)ぐらいのかけらになった鉄の溶滓を用意する。次に当の女性を腰掛に坐らせ、体と頭をおおい、下に足を洗うのに用いる容器をおく。中に尿を入れ、さきのかけらの灼熱したものを3個ずつ投入する。尿は1クス(3.24リットル)ぐらいにする。このときにはかけらが30個になるまで繰り返し、その湯気で患者を蒸す。蒸し終わったら、蒸すのに用いた尿をすり込んで頭を洗ってやる。このとき、あらためて熱い石塊を尿の中に入れて急速に熱することにより、再び湯気が立つぐらいに尿を温める。そのあとで、ポリオン（シソ科ニガクサ属）とできるだけたくさんのセイヨウニンジンボクを水に入れて煮立て、その煮汁をできるだけたくさん頭にかけてやる。これを7日間行なう。……」という記述があります。どうしてそんなことまでするのか、といった疑問はとにかくおくとして、尿に関することでいろいろ思いおこすことがあります。その中で、尿のような排泄物、それも血気盛んな農業国・古代ローマ（このローマを大ローマ帝国に発展させた最有力な1人・カトーの農業論からのプリニウスの引用）で黄金の野菜とされたキャベツ、これをいつもたくさん食べている人の尿をためて風呂をわかし、そこに小さい男の幼児を入浴させると、たくましく病気ひとつしない立派な子に成長するのだと、かの有名な「博物誌（全37巻）の父」プリニウスが叙述していたことを思いおこします。

ディオスコリデスについて：プリニウスを引用したついでに、彼と同時代のアジア系ギリシア人・「薬物誌の父」として、以後1700年ほどヨーロッパ・アラビア世界に君臨した実証的にすぐれた医師ディオスコリデスを紹介しないではいられません。つまり、彼の『薬物誌全5巻』の第2巻98章・99章で、それぞれの動物の糞と尿の興味深い（?!）記述をしているのを見のがすわけにはいかないからです。

例えば動物の糞（apopatos〔アポパトス〕）については、「ウシの群れのなかの雌ウシの糞は、排泄させて間もないうちに塗ると、傷による炎症を鎮める。糞を葉に包み、熱い灰のなかで温めてから塗るのだが、同じように調整したものは、坐骨神経痛を和らげるための罨法剤としても役立つ。酢と混ぜて塗布すると、瘰癧〔るいれき〕、硬性の潰瘍、鼠径〔そけい〕部の潰瘍を治す。それに対してウシの群れの雄ウシの糞を燻蒸に用いると、以前から下垂していた子宮を回復させ、それを燻(いぶ)すとブヨを追い払う。山羊(やぎ)の粒状の糞、特に山岳地帯に生息する山羊の糞をブドウ酒と混ぜて飲むと黄胆が治る。香辛料と混合して服用すると、月経を招来し、堕胎させる効果がある。……」さらに次々と、ヒツジ、イノシシ、ウマ、ニワトリ、イヌ、ワニ、ホシムクドリその他のものの糞がつづきます。

尿については、「ヒト自身の水（尿）は、服用すれば、毒ヘビの咬み傷に対して、また劇薬や初期の水腫に対する治療薬となり、……。古い尿は、頭部膿疱疹、フケ、疥癬(かいせん)、ひどい発疹などの効果的な洗浄剤であり、侵蝕性潰瘍、ことに性器にできるものを鎮める。…」。さらに「イヌの尿は狂犬に咬まれた者の温湿布剤になり、硝石と混ぜて用いると、癩(らい)をきれいにし、かゆみを止める」その他、雄ウシ、イノシシ、ヤギ、ロバなどの尿の効能への言及がつづきます。

ところでみなさん、糞や尿にまみれたこれまでの叙述には、さぞかしうんざりされたことと思います。しかし、何とか私の真意を諒としていただき、排泄物とはいえ、私どもの食べたものの残りかすで腐敗しやすくたいへん臭くてきたないもの、という考え方・イメージを転換していただきたいと思います。なぜなら多くの生きたすばらしいミネラルや数え切れない微量元素・微生物・栄養物を私どもの体が消化・吸収できなくて排泄したものは、吸収されたものよりもはるかに多い宝ものでいっぱいだからです。自然がしくんだ配剤というか、豊かな生命エネルギー精気の貴重な宝の山であることを私どもは肝に銘じ、正しい仕方で母なる大地に返すべきだと思います。それによって大地はますます芳しくなるのですから。この間の真実は、これから将来もますます、科学的にも解明・実証されていくことでしょう。

おわりに

さて、営々とつづく大宇宙の活動、その無限大ともいえる大きな空間の中ではごくごく小さな星々にすぎない太陽や地球などの活動、それらによって、私どもは有難くこれまで生かされつづけてまいりました。そこには、絶え間なく生成消滅するように見える生と死、成長と腐敗と再生などが繰り返される大自然の循環があります。私どもを養う大いなる母である水・土・空気などは、天から降りそそぐ光りや熱を中心とした精気エネルギーに満ちています。それらに養われて多くの植物・動物が育ち、私ども人間の知恵も数々の試練をへて、すばらしい宗教や哲学、科学や芸術の知恵を生み出してきました。しかし、私どもの限りなく膨らむ欲望は、人間中心に自然の生命力を欠いた人工の安易なまがいものを大量生産し、その結果、空気をよごし、大地や海・河川を次々と汚染しつづけています。それによって、植物や人間を含む動物たちは弱体化し病弱化し、健全な微生物までも狂暴化させたり悪性化させたりする傾向が、きわめて増大していく危険にさらされています。

以上のような嘆かわしい環境のなかだからこそ、私はあえて、科学技術、なかでも著しい化学技術の進歩のごく1例として、人工チッソ肥料とそれにまつわる恐ろしいばかりの諸結果を前の章で取りあげました。大量生産・利便性への余りに行き過ぎた盲目的な追求が、私どもの病弱化から人類をより早く滅亡に追い込むということは、今となっては、決して大げさな暴論では決してないと思うようになっています。

そういう観点に立って、私は付録1の第1～3章を通し、自然が私どもに贈った牛の糞がもつ最もすばらしい土壌治癒力を1例として取りあげ、それを中心に長々と、現代のシュタイナーから古代ヒポクラテスへとさかのぼる歴史的事実を申し述べてきました。それにつけても思い出すのは、泥ならぬ牛の糞にまみれながら、土を深く耕し肥やすべき、それらの糞を手で土くれによく混ぜ合せる努力を惜しまなかった古代ローマの農民の農作業のことです。紀元前数百年前の勤勉な農民たちのことです。彼らは、いったん事あれば勇敢な農兵となって外敵と戦い、ついには栄光の大ローマ帝国をつくり上げました。それがどうでしょう。占領地域から続々と送りこまれる大量の奴隷流入により、農民たちは働き場を失い、人々は手のかかることはほとんど何もかも奴隷の安価な労働力にたより、自分たちは栄耀栄華（えいようえいが）、ぜいたく三昧（ざんまい）、自分の国を守るのも外国の兵士をやとい入れ、子どもたちの教育までも外人にまかせ、政治家たちは政争にあけくれ、陰謀、腐敗と堕落への数百年、当時に生きたあの博物誌執筆者のプリニウスをして、衰えゆくローマをひどく慨嘆せしめたのです。彼は、かつての古き良き質実剛健のローマ時代をありったけ懐（なつ）かしむばかりでした。

やがてそれから二百数十年後、大ローマ帝国はあえなく滅び去り、貧しさをほめたたえた原始キリスト教や勇敢な外国のゲルマン傭兵たちによって、やっと新しい時代へ移行していきました。私は、現代の機械化大量生産時代の魂のはいらない利潤追求・バブル金銭横行時代を慨嘆しながら、これからの人々は古き良き清貧時代に深く思いをはせながら、貧しくはあっても充実した生き甲斐のある人生を香（かぐわ）しい土壌の上ですごせるよう努力し、かつ心をこめて祈りながら、筆をおくものであります。

付録2

『サレルノ養生訓』のラテン語原典

Regimen Sanitatis Salernitanum

Anglorum Regi scribit schola tota Salerni :
Si vis incolumen, si vis te reddere sanum,
Curas tolle graves, irasci crede profanum,
Parce mero, coenato parum, non sit tibi vanum
Surgere post epulas, somnum fuge meridianum,
Non mictum retine, nec comprime fortiter anum :
Haec bene si serves, tu longo tempore vives.
Si tibi deficiant medici, medici tibi fiant
Haec tria, mens laeta, requies, moderata diaeta.

I.
Lumina mane manus surgens gelida lavet aqua,
Hac illac modicum pergat, modicumque sua membra
Extendat, crines pectat, dentes fricet. Ista
Confortant cerebrum, confortant caetera membra.
Lote, cale : sta, prane, vel i ; frigesce, minute.
(Fons, Speculum, Gramen, haec dant oculis relevanem ;
Mane igitur montes. sub serum inquirito fontes.)

II.
Si brevis aut nullus tibi somnus meridianus
Febris, pigrities, capitis dolor, atque catarrhus,
Haec tibi proveniunt ex somno meridiano.

III.

Quatuor ex vento veniunt in ventre retento,

Spasmus, hydrops, colica, vertigo, quatuor ista.

IV.

Ex magna coena stomacho fit maxima poena,

Ut sis necte levis sit tibi coena brevis.

V.

Tu nunquam comedas stomachum nisi noveris ante.

Purgatum, vacuumque cibo quem sumpseris ante.

Ex desiderio poteris cognoscere certo :

Haec tua sunt signa, subtilis in ore diaeta.

VI.

Persica, poma, pyra, lac, caseus, et caro salsa,

Et caro cervina, leporina, caprina, bovina,

Haec melancholica, sunt, infirmis inimica.

VII.

Ova recentia, vina rubentia, pinguia jura,

Cum simila pura, naturae sunt valitura.

VIII.

Nutrit et impinguat triticum, lac, caseus infans

Testiculi, porcina caro, cerebella, medullae,

Dulcia vina, cibus gustu jucundior, ova

Sorbilia, maturae ficus, uvaeque recentes.

IX.

Vina probantur odore, sapore, nitore, colore,

Si bona vina cupis, haec quinque probantur in illis,

Fortia, formosa, fragrantia, frigida, frisca.

Sunt nutritiva plus dulcia, candida, vina.

Si vinum rubens nimium quandoque bibatur

Venter stipatur, vox limpida turbificatur.

X.

Allia, nux, ruta, pyra, raphanus, et theriaca,

Haec sunt antidotum contra mortale venenum.

XI.

Aer sit mundus, habitabilis ac luminosus.

Nec sit infectus, nec olens foetore cloacae.

XII.

Si tibi serotina noceat potatio vini

Hora matutina rebibas, et erit medicina.

Gignit et humores melius vinum meliores.

Si fuerit nigrum, corpus reddet tibi pigrum.

Vinum sit clarumque vetus, subtile, maturum,

Ac bene lymphatum, saliens, moderamine sumptum.

XIII.

Non sit acetosa cervisia, sed bene clara,

De validis cocta granis, satis ac veterata.

De qua potetur stomachus non inde gravetur.

XIV.

Temporibus veris modicum prandere juberis,
Sed calor aestatis dapibus nocet immoderatis.
Autumni fructus caveas ; ne sint tibi luctus.
De mensa sume quantum vis tempore brumae.

XV.

Salvia cum ruta faciunt tibi pocula tuta.
Adde rosae florem minuit potenter amorem.

XVI.

Nausea non poterit quemquam vexare marina,
Antea cum vino mixtam si sumpserit illam.

XVII.

Salvia, sal, vinum, piper, allia petroselinum,
Ex his fit salsa, nisi sit commixtio falsa.

XVIII.

Si fore vis sanus, ablue saepe manus.
Lotio post mensam tibi confert munera bina,
Mundificat palmas, et lumina reddit acuta.

XIX.

Panis non calidus, nec sit nimis inveteratus,
Sed fermentatus, oculatus sit, bene coctus,
Modice salitus, frugibus varidis sit electus.
Non comedas crustam, choleram quia gignit adustam.

Panis salsatus, fermentatus, bene coctus,
Purus sit sanus, quia non ita sit tibi vanus.

XX.

Est caro porcina sine vino pejor ovina :
Si tribus vina, tunc est cibus et medicina.

XXI.

Ilia porcorum bona sunt, mala sunt reliquorum.

XXII.

Impedit urinam mustum, solvit cito ventrem,
Hepatis emphraxim, splenis generat, lapidemque.

XXIII.

Potus aquae sumptus fit edenti valde nocivus,
Infrigidat stomachumque cibum nititur fore crudum.

XXIV.

Sunt nutritivae multum carnes vitulinae.

XXV.

Sunt bona gallina, et capo, turtur, sturna, columba,
Quiscula, vel merula, phasianus, ethigoneta,
Perdix, frigellus, orix. tremulus, amarellus.

XXVI.

Si pisces molles sunt magno corpore tolles,

Si pisces duri, parvi sunt plus valituri :
Lucius, et parca, saxaulis, et albica, tenca,
Sornus, plagitia, cum carpa, galbio, truca.

XXVII.
Vocibus anguillae pravae sunt si comedantur.
Qui physicam non ignorant haec testificantur.
Caseus, anguilla, nimis obsunt si comedantur,
Ni tu saepe bibas et rebibendo bibas.

XXVIII.
Si sumas ovum molle sit atque novum.

XXIX.
Pisam laudare decrevimus ac reprobare.
Pellibus ablatis est bona pisa satis :
Est inflativa cum pellibus atque nociva.

XXX.
Lac ethicis sanum, caprinum post camelinum :
Ac nutritivum plus omnibus est asininum.
Plus nutritivum vaccinum, sic et ovinum.
Si febriat caput et doleat non est bene sanum.

XXXI.
Lenit et humectat, solvit sine febre butyrum.

XXXII.

Incidit, atque lavat, penetrat, mundat quoque, serum.

XXXIII.

Caseus est frigidus, stipans, grossus, quoque durus.
Caseus et panis, bonus est cibus hic bene sanis.
Si non sunt sani tunc hunc non jungito pani.
Ignari medici me dicunt esse nocivum,
Sed tamen ignorant cur nocumenta feram,
Languenti stomacho caseus addit opem,
Si post sumatur terminat ille dapes.
Qui physicam non ignorant haec testificantur.

XXXIV.

Inter prandendum sit saepe parumque bibendum.
Ut minus aegrotes non inter fercula potes.
Ut vites poenam de potibus incipe caenam,
Singula post ova pocula sume nova.

XXXV.

Post pisces nux sit, post carnes caseus adsit.
Unica nux prodest, nocet altera, tertia, mors est.

XXXVI.

Adde potum pyro, nux est medicina veneno.
Fert pyra nostra pyrus, sine vino sunt pyra virus.
Si pyra sunt virus sit maledicta pyrus.
Si coquas, antidotum pyra sunt, sed cruda venenum.

Cruda gravant stomachum, relevant pyra cocta gravatum.
Post pyra da potum, post pomum vade faecatum.

XXXVII.
Cerasa si comedas tibi confert grandia dona :
Expurgant stomachum, nucleus lapidem tibi tollit,
Et de carne sua sanguis eritque bonus.

XXXVIII.
Infrigidant, laxant, multum prosunt tibi, pruna.

XXXIX.
Persica cum musto vobis datur ordine justo.

XL.
Sumere sic est mos : nucibus sociando racemos.

XLI.
Passula non spleni, tussi valet, est bona reni.

XLII.
Scrofa, tumor, glandes, ficus cataplasmate cedit,
Junge papaver ei confracta foris tenet ossa.
Pediculos, veneremque facit, sed cuilibet obstat.

XLIII.
Multiplicant mictum, ventrem dant escula strictum.
Escula dura bona, sed mollia sunt meliora.

XLIV.

Provocant urinam mustum, cito solvit et inflat.

XLV.

Grossos humores nutrit cerevista, vires
Praestat, et augmentat carnem, generatque cruorem.
Provocat urinam, ventrem quoque mollit et inflat.

XLVI.

Infrigidat modicum, sed plus desiccat acetum,
Infrigidat, macerat, melan : dat, sperma minorat,
Siccos infestat nervos, et impinguia siccat.

XLVII.

Rapa juvat stomachum, novit producere ventum,
Provocat urinam, faciet quoque dente ruinam.
Si male cocta datur hinc torsio tunc generatur.

XLVIII.

Egeritur tarde cor, digeritur quoque dure,
Similiter stomachus, melior sit in extremitates.
Reddit lingua bonum nutrimentum medicinae.
Digeritur facile pulmo, cito labitur ipse.
Est melius cerebrum gallinarum reliquorum.

XLIX.

Semen foeniculi fugat et spiracula culi.
(Bis duo dat marathrum, febres fugat atque venenum

Et purgat atomachum, lumen quoque reddit acutum.)

L.

Emendat visum, stomachum comfortat anisum.

Copia dulcoris anisi sit melioris.

LI.

Si cruor emanat, spodium sumptum cito sanat.

LII.

Vas condimenti praeponi debet edenti.

Sal virus refugat, et non sapidumque saporat.

Nam sapit esca male quae datur absque sale.

Urunt persalsa visum, spermaque minorant,

Et generant scabiem, pruritum sive rigorem.

LIII.

Hi fervore vigent tres, salsus, amarus, acutus.

Alget acetosus, sic stipans, ponticus atque.

Unctus, et insipidus, dulcis, dant temperamentum.

LIV.

Bis duo vippa facit, mundat dentes, dat acutum.

Visum, quod minus est implet, minuit quod abundat.

LV.

Omnibus assuetam jubeo servare diaetam.

Approbo sic esse, nisi sit mutare necesse.

Est Hippocras testis, quoniam sequitur mala pestis.
Fortior est meta medicinae certa diaeta :
Quam si non curas, fatue regis, et male curas.
Quale, quid, et quando, quantum, quoties, ubi, dando.
Ista notare cibo debet medicus diaetando.

LVI.

Jus caulis solvit, cujus substantia stringit :
Utraque quando datur venter laxare paratur.

LVII.

Dixerunt malvam veteres quia molliat alvum.
Malvae radices rasae dedere faeces.
Vulvam moverunt, et fluxum saepe dederunt.

LVIII.

Mentitur mentha si sit depellere lenta
Ventris lumbricos, stomachi vermes que nocivos.

LIX.

Cur moriatur homo cui salvia crescit in horto ?
Contra vim mortis non est medicamen in hortis.
Salva confortat nervos, manuumque tremores
Tollit, ejus ope febris acuta fugit.
Salvia, castoreum, lavendula, premula veris,
Nastur, athanasia : Sanat paralytica membra.
Salvia, salvatrix, naturae consiliatrix.

LX.

Nobilis est ruta quia lumina reddit acuta.
Auxilio rutae, vir, quippe videbis acute.
Ruta viris coitum minuit, mulieribus auget.
Ruta facit castum, dat lumen, et ingerit astum.
Cocta facit ruta de pulicibus loca tuta.

LXI.

De cepis medici non consentire videntur.
Cholericis non esse bonas dicit Galienus.
Phlegmaticis vero multum docet esse salubres,
Praesertim stomacho, pulcrumque creare colorem.
Contritis cepis loca denudata capillis.
Saepe fricans poteris capitis reparare decorem.

LXII.

Est modicum granum, siccum, calidumque, sinapi,
Dat lacrimas, purgatque caput, tollitque venenum.

LXIII.

Crapula discutitur, capitis dolor, atque gravedo.
Purpuream dicunt violam curare caducos.

LXIV.

Aegris dat somnum, vomitum quoque tollit adversum,
Compescit tussim veterem, colicisque medetur,
Pellit pulmonis frigus, ventrisque tumorem,
Omnibus et morbis subveniet articulorum.

LXV.

Hyssopus est herba purgens a pectore phlegma.
Ad pulmonis opus cum melle coquatur hyssopus,
Vultibus eximium fertur reparare colorem.

LXVI.

Suppositum cancris tritum cum melle medetur,
Cum vino potum poterit separare dolorem,
Saepe solet vomitum ventremque tenere solutum.

XLVII.

Enula campana reddit praecordia sana.
Cum succo rutae si succus sumitur hujus,
Affirmant ruptis nil esse salubrius istis.

LXVIII.

Cum vino choleram nigram potata repellit ;
Sic dicunt veterem sumptum curare podagram.

LXIX.

Illtius succo crines retinere fluentes
Allitus asseritur, dentisque curare dolorem,
Et squamas succus sanat cum melle perunctus.

LXX.

Coecatis pullis hac lumina mater hirundo,
Plinius ut scribit, quamvis sint eruta reddit.

LXXI.

Auribus infusus vermes succus necat ejus.

Cortex verrucas in aceto cocta resolvit.

Pomorum succus flos partus destruit ejus.

LXXII.

Confortare crocus dicatur laetificando,

Membraque defecta confortat hepar reparando.

LXXIII.

Redit foecundas permansum saepe puellas.

Isto stillantem poteris retinere cruorem.

LXXIV.

Quod piper est nigrum non est dissolvere pigrum,

Phlegmata purgabit, digestivamque juvabit.

Leucopiper stomacho prodest, tussique dolori

Utile, praevenit motum febrisque rigorem.

LXXV.

Et mox post escam dormire nimisque moveri ：

Ista gravare solent auditus, ebrietasque.

Metus, longa fames, vomitus, percussio, casus,

Ebrietas, frigus, tinnitum causat in aure.

LXXVI.

Balnea, vina, Venus, ventus, piper, allia, fumus,

Porri, cum cepis. lens, fletus, fuba, sinapi,

Sol, coitus, ignis, labor, ictus, acumina, pulvis :
Ista nocent oculis, sed vigilare magis.
Feniculis, verbena, rosa, celidonia, ruta,
Ex istis fit aqua quae lumina reddit acuta.

LXXVII.

Sic dentes serva, porrorum collige grana.
Ne careas thure cum hyoscyamo simul ure :
Sicque per embotum fumum cape dente remotum.

LXXVIII.

Nux, oleum, frigus capitis, anguillaque, potus.
Ac pomum crudum, faciunt hominem fore raucum.

LXXIX.

Jejuna, vigila, caleas dape, valde labora,
Inspira calidum, modicum bibe, comprime flatum :
Haec bene tu serva si vis depellere rheuma.
Si fluat ad pectus, dicatur rheuma catarrhus :
Ad fauces bronchus : ad nares esto coryza.

LXXX.

Auripigmentum, sulphur, miscere memento :
His decet apponi calcem : commisce saponi.
Quatuor haec misce. Commixtis quatuor istis
Fistula curatur, quater ex his si repleatur.

LXXXI.

Ossibus ex denis, bis centenisque, novenis,
Constat homo : denis bis dentibus ex duodenis :
Ex tricentenis, decies sex, quinqueque venis.

LXXXII.

Quatuor humores in humano corpore constant :
Sanguis cum cholera, phlegma, melancholia.
Terra melan : aqua phleg : et aer sanguis, cole : ignis.

LXXXIII.

Natura pingues isti atque jocantes,
Semper rumores cupiunt audire frequentes.
Hoc Venus et Bacchus delectant, fercula, risus.
Et facit hos hilares, et dulcia verba loquentes.
Omnibus hi studiis habiles sunt, et magis apti.
Qualibet ex causa nec hos leviter movet ira.
Largus, amans, hilaris, ridens, rubeique coloris,
Cantans, carnosus, satis audax, atque benignus.

LXXXIV.

Est et humor cholerae, qui competit impetuosis.
Hoc genus est hominum cupiens praecellere cunctos.
Hi leviter discunt, multum comedunt, cito crescunt.
Inde magnanimi sunt, largi, summa petentes.
Hirsutus, fallax, irascens, prodigus, audax,
Astutus, gracilis, siccus, croceique coloris.

LXXXV.

Phlegma vires modicas tribuit, latosque brevesque.
Phlegma facit pingues, sanguis reddit mediocres.
Otia non studio tradunt, sed corpora somno.
Sensus hebes, tardus motus, pigritia, somnus.
Hic somnolentus, piger, in sputamine multus.
Est huic sensus hebes, pinguis, facie color albus.

LXXXVI.

Restat adhuc tristis cholerae substantia nigrae,
Quae reddit pravos, pertristes, pauca loquentes.
Hi vigilant studiis, nec mens est dedita somno,
Servant propositum, sibi nil reputant fore tutum.
Invidus, et tristis, cupidus, dextraeque tenacis,
Non excpers frandis, timidus, luteique coloris.

LXXXVII.

Hi sunt humores qui praestant cuique colores.
Omnibus in rebus ex phlegmate fit color albus.
Sanguine fit rubens : cholera rubea quoque rufus.
(Corporibus fuscum bilis dat nigra colorem ;
Esse solent fusci quos bilis possidet atra.)

LXXXVIII.

Si peccet sanguis, facies rubet, extat ocellus,
Inflantur genae, corpus nimiumque gravatur,
Est pulsusque frequens, plenus, mollis, dolor ingens
Maxime fit frontis, et constipatio ventris,

Siccaque lingua, sitis, et somnia plena rubore,
Dulcor adest sputi, sunt acria, dulcia quaeque.

LXXXIX.

Denus septenus vix phlebotomiam petit annus.
Spiritus uberior exit per phlebotomiam.
Spiritus ex potu vini mox multiplicatur,
Humorumque cibo damnum lente reparatur.
Lumian clarificat, sincerat phlebotomia
Mentes et cerebrum, calidas facit esse medullas,
Viscera purgabit, stomachum ventremque coercet.
Puros dat sensus, dat somnum, taedia tollit,
Auditus, vocem, vires producit et auget.

XC.

Tres insunt istis : Maius, September, Aprilis,
Et sunt lunares sunt velut Hydra dies :
Prima dies primi, postremaque posteriorum,
Nec sanguis minui, nec carnis anseris uti.
In sene vel juvene si venae sanguine plenae
Omni mense bene confert incisio venae.
Hi sunt tres menses, Maius, September, Aprilis,
In quibus eminuas, ut longo tempore vivas.

XCI.

Frigida natura, frigens regio, dolor ingens,
Post lavacrum, coitum, minor aetas atque senilis,
Morbus prolixus, repletio potus et escae,

Si fragilis, vel subtilis sensus stomachi sit,
Et fastiditi, tibi non sunt phlebotomandi.

XCII.

Quid debes facere quando vis phlebotomari,
Vel quando minuis, fueris vel quando minutus ?
Unctio, sive potus, lavacrum, val fascina, motus,
Debent non fragili tibi singula mente teneri.

XCIII.

Exhilarat tristes, iratos placat, amantes
Ne sint amentes, phlebotomia facit.

XCIV.

Fac plagam largam mediocriter, ut cito fumus,
Exeat uberius, liberiusque cruor.

XCV.

Sanguine subtracto sex horis est vigilandum,
Ne somni fumus laedat sensibile corpus.
Ne nervum laedas, non sit tibi plaga profunda.
Sanguine purgatus non carpas protinus escas.

XCVI.

Ominia de lacte vitabis rite, minute,
Et vitet potum phlebotomatus homo.
Frigida vitabis, quia sunt inimica minutis.
Interdictus erit minutis nubilus aer.

Spiritus exultat minutis luce per auras.
Omnibus apta quies, est motus valde nocivus.

XCVII.
Principio minuas in acutis, peracutis.
Aetatis mediae multum de sanguine tolle,
Sed puer atque senex tollet uterque parum.
Ver tollat duplum, reliquum tempus tibi simplum.

XCVIII.
Aestas, ver, dextras : autumnus, hiemsque, sinistras.
Quatuor haec membra, cephe, cor, pes, hepar, vacuanda.
Ver cor, hepar custas, ordo sequens reliquos,

XCIX.
Dat salvatella tibi plurima dona minuta :
Purgat hepar, splenem, pectus, praecordia, vocem,
Innaturalem tollit de corde dolorem.

C.
Si dolor est capitis ex potu, limpha bibatur,
Ex potu nimio nam febris acuta creatur.
Si vertex capitis, vel frons, aestu tribulentur,
Tempora fronsque simul moderate saepe fricentur,
Morella cocta, nec non calidaque laventur.

CI.
Temporis aestivi jejunia corpora siccant.

Quolibet in mense confert vomitus, quoque purgat.
Humores, nocuos, stomachi lavat ambitus omnes.
Ver, autumnus, hiems, aestas, dominantur in anno.
Tempore vernali calidus fit aer, humidusque,
Et nullum tempus melius fit phlebotomiae.
Usus tunc homini Veneris confert moderatus,
Corporis et motus, ventrisque solutio, sudor,
Balnea, purgentur tunc corpona cum medicinis.
Aestas more calet sicca, nascatur in illa
Tunc quoque praecipue choleram rubeam dominari.
Humida, frigida fercula dentur, sit Venus extra.
Balnea non prosunt, sint rarae phlebotomiae,
Utilis est requies, sit cum moderamine potus.

大槻真一郎先生追悼文

明治薬科大学名誉教授　**岸本良彦**

大槻先生と知り合ったのは早稲田大学文学部で上級ギリシア語のゼミに出席したときだった。私は学部と修士課程では中国上代思想を勉強してきたが、指導教授である故栗田直躬先生は、中国思想の特色を理解するには他の文化圏の哲学・思想についても一通りの知識を持っていた方がよいと話されていた。子供の時に星座物語を読んでギリシアに興味を持っていた私は、早くからギリシア語にも関心を抱いていたので、博士課程に進んで少し時間の余裕ができたのを機に、古典ギリシア語を勉強し始めた。博士課程３年に進級した時点でようやく上級クラスに至ったが、その年の非常勤講師として早稲田大学に来られてギリシア語を担当されたのが大槻先生だった。指導教授だった栗田先生が大槻先生と親しかったので、大槻先生の下で是非勉強するよう助言してくれた。授業はプラトンの『パイドン』講読で、ギリシア語に特有の不変化詞の意味まで考える緻密なものだった。下調べにかなりの時間を要したが、その分授業で発言する機会も多く、こうして大槻先生と親しく交わることになったのである。先生は本来ギリシア・ローマのみならずインドや中国の思想にも関心を持っていてその方面の著書もあるが、やがていわゆる形而上学的な方面よりも具体的な事物、例えば植物、動物、鉱物、錬金術さらにそれとの関連でマクロコスモスとしての天体やミクロコスモスとしての人体の研究を重視されるようになった。その立場からアリストテレスの著作でも『形而上学』より『動物誌』などのほうにアリストテレスの本領が認められると考えた。先生とのプラトン講読も私が

1976年9月からフランスに留学することになったため中断したが、ヨーロッパでの生活についても先生から貴重なアドバイスをいただくことができた。

帰国後、母校の非常勤講師になり、再び大槻先生の授業にも出たが、その頃に先生が工作舎から依頼されたのが、ケプラーの『宇宙の神秘』の翻訳だった。先生は当時まだ錬金術事典の執筆に携わっていたことと、私の当時の乏しい収入のことも慮って、ラテン語の勉強にもなるからやってみないか、と誘ってくれた。帰国後にラテン語の勉強はしていたが、ようやくカエサルの『ガリア戦記』を読み終えたばかりの実力で現代語の訳も見ずにケプラーの原著に取り組むのはさすがに困難だったが、まとまった訳文が出来上がるたびに先生に見てもらって何とか訳了し、その後カスパーの独訳があることを知って入手し、それも参考の上刊行することができた。多くの大学教授は若手の研究者に下訳をしてもらっても、あとがきに「○○君に手伝ってもらった」と書き添えて自身の名前だけを訳者として記すだろうが、先生は最初から私を共訳者として名前を出してくれた。これが私のその後のケプラー研究の出発点となるとともに、この訳書を機に明治薬科大学の専任教員として職を得ることもできた。

先生は私に対してのみならず常に他の若手の研究者に対してもこういう態度を維持した。特にヒポクラテスやプリニウスの大著を訳す際には、自身の周囲にギリシア語・ラテン語のできる若い人たちのグループを形成して翻訳を担当させ、刊行した訳書に彼らの名を共訳者として挙げることにより、各自の勉強を督励し責任と自覚を促しつつ彼らの就職を助けた。こうして教育者としての職責を果たしながら自身も原著と照らしつつ彼らの訳文を読み研究の糧としてきた。それは本書を見ても知られよう。自ら博物学研究者と称するようになった先生の広範な研究分野は先生自身の教育と研究の成果と言えるのである。

しかしさすがの先生も60歳を過ぎた頃から文献の読み過ぎもあってか視力の低下を感じ、細かな活字の原著を長時間読めなくなってきた。先生が最後まで気にかけていたのは、40年以上前から構想していたM. Wellmannの校訂本を底本とするディオスコリデス『薬物誌』の翻訳である。出版社から『薬物誌』翻訳の話は来たが、それは十分な校訂を経ないギリシア語から英訳されたGoodyer-Gunther版を底本とするものだった。出版社としてはただ活字の並ぶものより挿画のある『薬物誌』のほうがはるかに魅力的なのは当然なので、先生も広く一般の人々に『薬物誌』のことを知ってもらうために、鷲谷いづみ氏の英訳にアドバイスを行いつつ、自身のそれまでの『薬物誌』の研究成果を『ディオスコリデス研究』として加えることにしたのである。しかしWellmannの校訂本からの翻訳を放棄したわけではなく、晩年に至ってもそれを完成して刊行したいという情熱を持ち続けていた。先生のその気持ちをよくわかっている私としては何とか先生の宿願を果たしたと思っている昨今である。

大槻真一郎先生と私

明治薬科大学名誉教授　**坂本正徳**

平成 28 年 1 月 4 日御子息の大槻マミ太郎様から、電話で先生の訃報に接したとき、覚悟はしていたものの私の胸に大きな穴がポカリと空き、先生を失った心の空洞はあまりにも大きく埋めることができませんでした。その 3 ヶ月前、宇都宮の病院へ妻とお見舞いにうかがった折、その春には先生のお顔にはおごそかで静かな美しさがありゆっくり歓談できたのに、残念ながらはっきりした意識がおありでなく、すぐ身近の友に症状をお知らせしました。そしてとうとう永遠のお別れを申し上げるときが来てしまいました。

大槻先生が京大田中美知太郎先生の下で学問の道一筋に励み博士課程を修了し、昭和 33 年 4 月 30 歳で明治薬科大学ドイツ語・ラテン語の助教授として就任された折の最初の学生が私達でした。先生が定年になられる平成 4 年 3 月まで 34 年間私は終始先生のいちばん近くに置かせていただき、人生の半分を公私に亘って御指導いただき、特別に可愛がっていただきました。先生のものの見方や考え方を心の支えとして私の生涯の本質的な部分は先生の存在なしには考えられませんでした。先生は親切に何でも相談に乗って下さり、学問に対する静かに燃える情熱のほだ火を私に分け与えてくださり、若き日の最も尊敬する恩師でした。

先生は学生に対して慈愛の心が深い、器量の大きいかたでした。多くの学生にわけへだてなく接し、誰にも温顔をもって迎え成績の悪い学生にも決して見捨てることなく、寛容と温情の翼の中で育ててくれました。学生に対する先生の御懇篤な細かいお心遣いが走馬灯のように思い浮かんでまいります。先生ほど学問に厳しく、また先生ほど学生にやさしい師には出逢ったことがないと学生は皆申していました。

ドイツ語は大学院受験がなければ、その後直接活かす道は少なく、多くの学生は単位取得できればよいと考えており、ラテン語も処方箋に使われ、どちらの語学も必修科目ですので成績評価は厳しく苦戦の毎日でした。特に授業では厳しい薫陶の合い間にドイツ歌曲が入り、菩提樹などをドイツ語で合唱したことは愉しい思い出となりました。私がドイツへ出張したときには船の中で歌い拍手をいただきました。授業は初等文法でしたが、希望者には放課後評論文を中心とした独文和訳のゼミを開催してくれました。厳しいゼミの後、雑談、放談をし、先生から計り知れない程の知識を与えていただきました。"学問とは何か"の示唆を得たのもこの頃でした。ゼミに入った多くの仲間はその厳しさから逃避をしても、学生を愛する包容力の大きい先生の人柄を慕い、先生を囲み渋谷へ出るグループがいくつも誕生しました。私は多くの授業をさぼり、先生の教授室に机をいただき入りびたりとなりました。

ゼミで数頁和訳するため辞書を片手に下調べしても頭の悪い私にはうまくいかず苦戦の連続でした。幸い学年が進むにつれてゼミに優秀な後輩が加わり、自由な雰囲気の中で活気を呈してきました。大槻先生の薫陶を受け、ドイツ語ゼミの中から毎年旧帝大大学院へ進学する学生が数名輩出しました。

私は4年になり国家公務員上級職（化学）と大阪大学大学院に合格した折、先生のアドバイスは大学院に進学しても食う位のことはなんとかなるので大学院に進学せよとのことでした。昭和42年衛生薬学科増設で君を推薦しているから戻ってこいとの命令で母校の講師として戻り、富松祥郎先生（有機合成化学）の下に入りました。

その当時、外から来られた多くの先生は教授会や会議にあまり出ず、大事な問題でもワンマン学長の指導下で意見を発言されませんでした。大槻先生は教授会や会議にきちんと出席され、大学の管理運営、教育に学生のため一貫した発言、行動をされました。

当時、大学運営、教職員の給与、昇格などにも不公平なことが多くあり、先生は心を砕かれ、まず教員組合が結成されました。先生は、執行部や理事会に嫌われ自分の身分が危険になることを恐れず、誠実に誤りを正すことに尽力されました。あるときは教員組合委員長となり、私は大学から入手したものをまとめる大切な資料作成に努めました。先生はりっぱな哲学者であるので右にも左にも偏することなく、大学の将来を見据え、信念を持って中立を守り高い所から正誤を判断されるかたでした。あるときは学長、理事長と鋭く対立し、逆境時代に万年助教授になったと私に申していました。時代が変わり教授になるまで 10 年以上遅れてしまいました。その間に他大学への栄転のチャンスがあったようですが、明治薬科大学に残ってくれました。そして、ご著書や訳書が出版されるたびごとにご恵贈いただけるという厚遇に浴しました。1990 年朝日人物事典刊行では先生と“薬学人”をまとめ執筆しました。

大学改革が進み、昭和 59 年 4 月中野三郎学長就任の折、先生に副学長、学生部長などの要職の要請があったようですが、先生は在野精神を発揮され、断わり続け、若輩の私を教務部長に推薦し、先生は明薬資料館運営委員長になられました。そして明薬資料館の資料の充実、機関誌“薬叢”の発行、科学史・薬史ビデオの制作、公開講座など、大学広報活動で顕著な業績をあげられました。私は今言葉では言い尽くせない深い悲しさと寂しさを覚えています。先生と過ごしたいろんな出来事が思い浮かんできます。

先生在職時代に、工藤透氏（昭和 35 年卒）を中心に“大槻先生を囲む会”を組織し、30名程度であちこちに旅したり、会を開いたり、親睦を深めてまいりました。約20年前、奥様の看病に先生は専念されましたが、残念ながら帰らぬ人となられました。私達はしょっちゅう久我山の先生宅へ押しかけて行って食事し、奥様の温かな心に接し得たことは大きな幸せと思っています。その後、毎年暮れには工藤、木下、向日、西澤、池谷、岡本氏達と先生宅へ訪問し、半日程ゆっくり歓談し、夜には久我山の先生のお知り合いのレストランで御馳走になる定例の行事が10数回続きました。また、先生の教え子藤田靖道氏は先生と私をたびたび銀座のレストラン、バーへ招いてくださり先生と歓談し、先生の人間の大きさ、深慮遠謀にただただ感涙の思いを深くしました。

先生はお忙しいなか西洋哲学の古典の名著を次々と翻訳刊行しながらも、学生の学問教育に対する多大な貢献をなされたことに衷心より感謝を捧げ、先生の御霊の安らかな旅路を祈りつつ永久のお別れの言葉といたします。

あとがき

本書『『サレルノ養生訓』とヒポクラテス――医療の原点』は、大槻真一郎監修『ヒポクラテス全集』(1988年、エンタープライズ社)に付録として掲載された『サレルノ養生訓』の原文テキスト、その翻訳と注解、そして同全集にある解説論文と講演録、さらには日本アロマ環境協会の会報誌に「ヒポクラテスとバイオ・ダイナミック農法」というタイトルで連載された記事、以上のものを整理し、収録したものです。

大槻真一郎先生は2016年1月1日に他界されました。生前、先生は、『サレルノ養生訓』を『ヒポクラテス全集』から抜き出し、手直しして出したい意向をもっていました。ヒポクラテスの医学に親しむには『サレルノ養生訓』を読むのがいちばんよいと考えていたからです(第1部第2章 §1を参照)。その旨を聞いていた私は、『サレルノ養生訓』の解説・翻訳・註釈を中心に、その理解に資する解説論文を加えてここに一冊にまとめました。本書はそれゆえ、一風変わったヒポクラテス入門といってよいかもしれません。

先生は、養生法を常に関心の第一としていました。とりわけ、西洋由来の民間療法の普及に努める団体や、その療法を実際に実践する施術者の人たちと交流するようになったとき、もちろん各療法の重要性も理解したうえで、ただし第一には養生法をその土台とすべきこと、つまり、養生法を前提としたうえで各療法を実践すべきことを彼らによく説いていました。しかし、『サレルノ養生訓』を収録する『ヒポクラテス全集』はとても高価で、一般の人にとっては入手が容易ではありません。それゆえ、このように簡単に手に取って読めるようになったことは、たいへん意義深いことであると思われます。読者は、『サレルノ養生訓』の原型に最も近い本書の訳とその解説を味読することによって、ヒポクラテスの医学および思想をより身近に感じ取ることができます。

ヒポクラテス医学の理論の柱に体液病理説があることは、よく知られています。この説はガレノスを通じ、1500年以上にもわたって西洋医学の歴史に影響を及ぼしました。体液病理説を克服することが医学の近代化であったことからもわかるように、現代医学の立場から見るとこの体液病理説は批判の対象とはなっても評価されることはありません。けれども、体液説の成立を丁寧にたどった本書収録の第２部第１章「ヒポクラテス医学における４体液説」を読むと、この説がいかに現実と経験に基づいて築かれ、空理空論などではない、ということがうかがえます。本来、理論というものは、経験によって絶えず修正され、形成され続けるものであるからです。それでもやはりすでに完成した形で学説を受け取ると、その説は一見して教条化されたものであるかのように見えてしまいます。著者の解説を読むことで読者は、４体液説の成り立ちを理解し、さらには４体液説の発展を実感しながら、『サレルノ養生訓』を読むことができるのではないかと思われます。

次の第２部第２章の「ヒポクラテス医学の哲学的背景」は講演録です。講演そのものは、昭和57年11月28日、第12回生態学的栄養学研究会において「ヒポクラテス医学の哲学的背景」というタイトルで行われました。これも『全集』中に付録として収録されています。これを読むと、ヒポクラテス医学を育んだギリシアの精神に触れることになるでしょう。演者は、講演の中で次のように述べています。「サレルノ養生訓にもあるように、ヒポクラテスの医学の真骨頂は自然の食養であり、人間の自然性をとおして自然と共感することである」と。したがって、ヒポクラテスの真骨頂を受け取るには、『サレルノ養生訓』を読むことがいちばん近道であるともいえます。

「付録１」として収録された「ヒポクラテスとバイオ・ダイナミック農法」は、先に述べたように日本アロマ環境協会の雑誌に連載された記事です。この記事は、土壌を治癒する牛糞の力に注目することによって、シュタイナーからヒポクラテスへとさかのぼった歴史を紹介したものです。牛糞の力をいかにして引き出したのか、『ヒポクラテス全集』をひも解くことで、その歴史的な事実を知ることができます。このように『ヒポクラテス全集』は、実践家および治療家にとって興味深い様々な事実の詰まった宝庫であるといってよいでしょう。

「付録２」としてラテン語の原典も付けました。著者の解説に、『サレルノ養生訓』は「美しい韻律でうたわれた」とあります。その詩体（レオ詩体）については、「12 世紀を中心にかなり流行した詩法」であり、「各１行の詩の中間と末尾を押韻することによって、単調で叙事詩的なリズムに節目を付け、リズミカルな調子を出すものである」と述べられています。

＊

さて、本書を多くの読者に届けたい気持ちで、私は先生の原稿を整理したのですが、読者の中には、著者の大槻先生のことをご存じない方もいらっしゃるかと思います。ここで簡単に紹介しましょう。大槻先生は、1926 年生まれ、京都丹波出身、京都大学大学院では田中美知太郎先生のもとで古代ギリシア哲学を専攻、博士課程満期退学後はすぐに明治薬科大学助教授として赴任、ドイツ語とラテン語を担当しました。科学史・医学史の分野で、とりわけ原典の翻訳にこだわり、多くの業績を残しました。

そのなかでも最大のものが、『ヒポクラテス全集』全３巻（1988 年、エンタープライズ社）です。全巻で 3000 ページ以上にもわたる分量です（1997年には縮刷版が出ました）。さらに、『テオフラストス植物誌』(1988年、八坂書房)、『プリニウス博物誌（植物篇・植物薬剤篇)』(1994年、八坂書房)、ケプラー『宇宙の神秘』(1986年、工作舎)、パラケルスス『奇蹟の医書』(1980年、工作舎)、『奇蹟の医の糧』(2004年、工作舎)、古代からルネサンス期に及ぶ原典からの翻訳です。早稲田大学第一文学部の上級ギリシア語・ラテン語・原典購読の授業に常連として参加していた若手研究者を中心にチームが作られ、翻訳が行われました（岸本良彦先生に寄せていただいた文章にそのエピソードが触れられています）。私は、いちばん最後に加わった常連の参加者です。

まとまった著作としては、『科学用語・独－日－英・語源辞典・ラテン語篇』(1979年、同学社)、『同・ギリシア語篇』(1987年、同学社）が最も際立っています。ページ数に換算すると、両者合計で1600ページ以上にもなります。私がはじめて明治薬科大学の研究室を訪れたとき、すでに辞典は刊行されていましたが、語源辞典執筆のために書かれた厖大なカード型の原稿が収納・整理されていました。そのあまりにも厖大な量の原稿に圧倒された記憶があります。また、写本研究から丹念に書かれた『ディオスコリデス研究』(1983年、エンタープライズ社)、そして編著の『記号・図説錬金術事典』(1996年、同学社）があります。

ところで見過ごしされやすいのが、外国語教育関連のテキストです。とりわけ『医学・薬学ラテン語』(三修社）は、必要な文法項目だけでなく、日本語のラテン語教科書としては唯一、薬品名・処方・解剖学用語・植物学名のラテン語も一緒に体系的に学べるものです。1976年に初版が出てから2008年の段階ですでに第21版、現在に至っても版を多く重ねている、じつはロングセラーの本です。

ここで私が挙げたいのが芸林書房から刊行された「学問の

声」(Stimme der Wissenschaft) シリーズ、以下９冊のドイツ語テキストです。すなわち、① Adolf Butenandt, “Probleme der Molekularbiologie”『分子生物学の諸問題』、② Karl Ritter von Frisch, “Geheimnisse der Tiersprache”『動物のことばの秘密』、③ Richard Kuhn, “Die Phantasie in der Wissenschaft”『科学における想像力』、④ Otto Hahn, “Moderne Alchemie”『現代錬金術』、⑤ Werner Forssmann, “Der Weg zur modernen Kardiologie”『現代心臓学への道』、⑥ Max Born, “Die Grenzen des Weltbildes der Physik”『物理学的世界像の限界』、⑦ Hans Kienle, “Prinzipien der Ordnung im Kosmos”『宇宙における秩序の原理』、⑧ Max Planck, “Über die exakte Wissenschaft”『厳密な学問について』、⑨ Walter Gerlach, “Die Sprache der Physik”『物理学の言葉』、です。

生物学、医学、物理学、化学の各分野で、ノーベル賞受賞者の講演をテキストとし、注解を添えて、講演者の肉声はそのまま音声教材となります。科学者本人の声を実際に聴くことで、学生はよりいっそう知的刺激を受けたにちがいありません（坂本正徳先生に寄せていただいた文章に、語学の授業のエピソードがあります)。このように現代の科学にも強い関心を持つべき理由を、大槻先生はあるところでこう述べています。「新しきを知るには、古きを学ぶと同様に、古いものを知るには新しいものを勉強しなければならぬ」と。これは、温故知新とは逆の方向です。科学の古典文献を読めるようになるためには今の科学者の声を聴かねばならない、ということです。

研究・大学教育の活動以外にも、一般雑誌に連載・執筆した記事も多くあります。単発的な記事だけでなく、長期にわたる連載物が多いのも特徴です。『アロマテラピー学』(日本アロマ環境協会)、『アロマトピア』(フレグランスジャーナル社)、『自然医学』(国際自然医学会)、『朝日百科』(朝日出版) など、連載を持っていた雑誌は多岐にわたりました。これらの雑誌は、主に代替医療の治療家、または同分野に実践的な関心の強い人が読む専門誌です。このような雑誌の誌面において歴史的な内容の記事は異色であったであろうと思われます。雑誌刊行者・編集者の見識の高さがうかがえます。晩年はこのような方々との交流が多くなり、久我山のご自宅はいつもにぎわっていました。

＊

では、出版に至る経緯について述べます。昨年の春、企画から入力・編集作業など、まずは私が単独で行ないました。入力作業は非常に大変だからと、ページをそのままコピーして本の形にし、生前に交流のあった方々に販売するやり方もある、というアドバイスもありましたが、私としては、大槻先生のことをご存じない方々にも手に取って読んでほしい、という思いがあったので、あらためて編集できるようにと、データ化しました。大方の目途がついた段階で、棟高光生さんに相談し、コスモス・ライブラリーさんを紹介していただきました。それでテーマ別に4冊にまとめ、シリーズ「ヒーリング錬金術」として刊行の運びとなった次第です。

じつは、大槻先生ご自身が発案したシリーズがありました。錬金術を非常に身近なテーマと関連させ、現代の人々に親しみやすい形で15冊の錬金術シリーズとして刊行する企画です。残念ながら予定通りに出たのは、東昭史さんの『花と錬金術』(東京堂出版) の1冊だけでしたが、本書の「付録1」はそのシリーズの2冊目として著作『土の香りと錬金術』へと発展するはずでした。この企画について『新錬金術入門』(2008年、ガイアブックス) の中でこう述べておられます。「広い社会に、「健康医療の錬金術」をできるだけ広めていきたい、そして錬金術がこれまで悪戦苦闘してきた歴史の現実をとおし、21世紀を生きていかれる皆さんに知っていただきたい一念から、今シリーズを計画しました」と。それゆえ、『『サレルノ養生訓』とヒポクラテス――医療の原点』を第一弾とするシリーズ「ヒーリング錬金術」は、先生のこの遺志を受け継いだものです。この後に、『中世宝石賛歌と錬金術――神秘的医薬の展開』、『ヒルデガルトの宝石論――神秘の宝石療法』、『アラビアの鉱物書――鉱物の神秘的薬効』の３冊が続きます。この３冊において読者は、さながら実際に原典講読の授業に参加しているかのような臨場感を感じることでしょう。

＊

本書が刊行するまでには多くの方々のご協力をいただきました。お忙しい中、岸本良彦先生と坂本正徳先生には、追悼文を寄せていただきました。帯津良一先生には帯の言葉を頂戴し、ご子息の大槻マミ太郎先生には、シリーズ刊行に対し賛同していただきました。日本アロマ環境協会には、「付録１」の記事に関して転載の許可をいただきました。棟髙さんには出版社との間を取り持っていただき、また編集作業に関してもご助言をいただきました。コスモス・ライブラリーの大野純一社長には、シリーズの企画にご理解していただき、適切なアドバイスを頂戴しました。すばらしい装幀で送りだすことができたのは、河村誠さんのおかげです。また、大槻先生を慕う多くの方々からも温かい支援のお言葉をいただきました。お礼を申し上げるとともに、この場を借りて謝意を表します。そして、先生と出会ったことに心から感謝を捧げたいと思います。

2017年３月13日　　監修者　**澤元亙**

索引

——**サ行**——

――マ行――

――ヤ行――

――ラ行――

著者・監修者紹介

大槻真一郎（おおつきしんいちろう）

1926年生まれ。京都大学大学院博士課程満期退学。明治薬科大学名誉教授。2016年1月逝去。科学史・医学史家。〔著書〕『人類の知恵の歴史』(原書房)、『科学用語・独-日-英・語源辞典・ラテン語篇』、『同・ギリシア語篇』、『記号・図説錬金術事典』(以上、同学社) など。〔訳書〕『ヒポクラテス全集』(編訳・エンタープライズ社)、テオフラストス『植物誌』(八坂書房)、プリニウス『博物誌（植物篇・植物薬剤篇）』(監訳・八坂書房)、ケプラー『宇宙の神秘』(共訳)、パラケルスス『奇蹟の医書』、同『奇蹟の医の糧』（以上、工作舎）など。

澤元 亙（さわもとわたる）

1965年生まれ。現在、明治薬科大学・防衛医科大学非常勤講師。〔訳書〕ピーター・ジェームス『古代の発明』(東洋書林)、プリニウス『博物誌（植物薬剤篇）』(共訳・八坂書房) ハーネマン『オルガノン』、ケント『ホメオパシー哲学講義』、ハンドリー『晩年のハーネマン』(以上、ホメオパシー出版) など、博物誌・医学書の古典翻訳に従事。

シリーズ「ヒーリング錬金術」①

『サレルノ養生訓』とヒポクラテス――医療の原点

著者　大槻真一郎
監修者　澤元　亙

2017年4月23日　　第1刷発行

発行所　㈲コスモス・ライブラリー
発行者　大野純一
〒113-0033　東京都文京区本郷3-23-5 ハイシティ本郷204
電話：03-3813-8726　Fax：03-5684-8705
郵便振替：00110-1-112214
E-mail：kosmos-aeon@tcn-catv.ne.jp
http://www.kosmos-lby.com/
装幀　河村　誠
発売所　㈱星雲社
〒112-0005　東京都文京区水道1-3-30
電話：03-3868-3275　Fax：03-3868-6588
印刷／製本　モリモト印刷㈱
ISBN978-4-434-23284-8 C0011
定価はカバー等に表示してあります。

「コスモス・ライブラリー」のめざすもの

古代ギリシャのピュタゴラス学派にとって〈コスモス Kosmos〉とは、現代人が思い浮かべるようなたんなる物理的宇宙（cosmos）ではなく、物質から心および神にまで至る存在の全領域が豊かに織り込まれた〈全体〉を意味していた。が、物質還元主義の科学とそれが生み出した技術と対応した産業主義の急速な発達とともに、もっぱら五官に隷属するものだけが重視され、人間のかけがえのない一半を形づくる精神界は悲惨なまでに忘却されようとしている。しかし、自然の無限の浄化力と無尽蔵の資源という、ありえない仮定の上に営まれてきた産業主義は、いま社会主義経済も自由主義経済もともに、当然ながら深刻な環境破壊と精神・心の荒廃というつけを負わされ、それを克服する本当の意味で「持続可能な」社会のビジョンを提示できぬまま、立ちすくんでいるかに見える。

環境問題だけをとっても、真の解決には、科学技術的な取組みだけではなく、それを内面から支える新たな環境倫理の確立が急務であり、それには、環境・自然と人間との深い一体感、環境を破壊することは自分自身を破壊することにほかならないことを、観念ではなく実感として把握しうる精神性、真の宗教性、さらに言えば〈霊性〉が不可欠である。が、そうした深い内面的変容は、これまでごく限られた宗教者、覚者、賢者たちにおいて実現されるにとどまり、また文化や宗教の枠に阻まれて、人類全体の進路を決める大きな潮流をなすには至っていない。

「コスモス・ライブラリー」の創設には、東西・新旧の知恵の書の紹介を通じて、失われた〈コスモス〉の自覚を回復したい、様々な英知の合流した大きな潮流の形成に寄与したいという切実な願いがこめられている。そのような思いの実現は、いうまでもなく心ある読者の幅広い支援なしにはありえない。来るべき世紀に向け、破壊と暗黒ではなく、英知と洞察と深い慈愛に満ちた世界が実現されることを願って、「コスモス・ライブラリー」は読者と共に歩み続けたい。